Esto no es ninguna dieta usual, sino un nuevo lema para la vida diaria: ¡disfruta comiendo, adelgaza con el vinagre de manzana y descubre la alegría del movimiento y del sentirte bien! De esta forma darás ímpetu a tu rutina diaria y estimularás tu metabolismo para que queme grasas y calorías. Con el vinagre de manzana como aliado incomparable adelgazarás con la rapidez de un rayo.

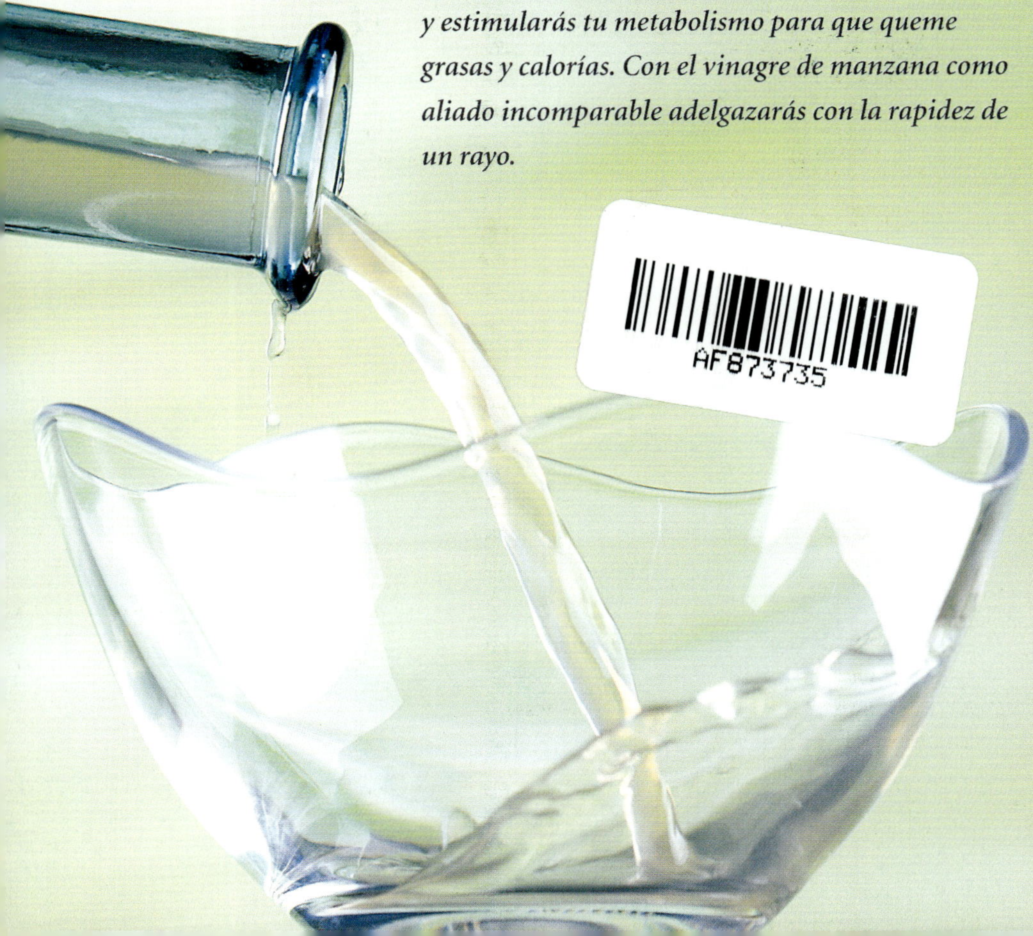

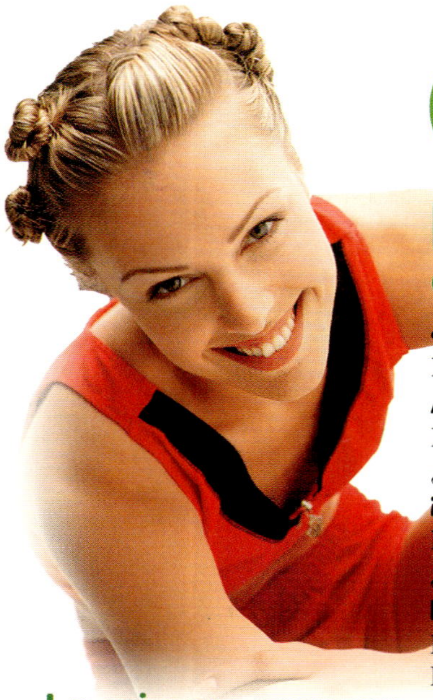

Contenido

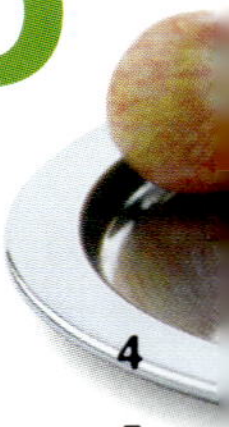

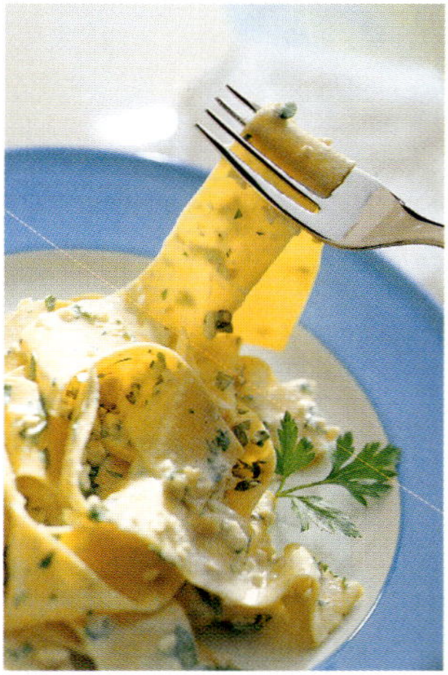

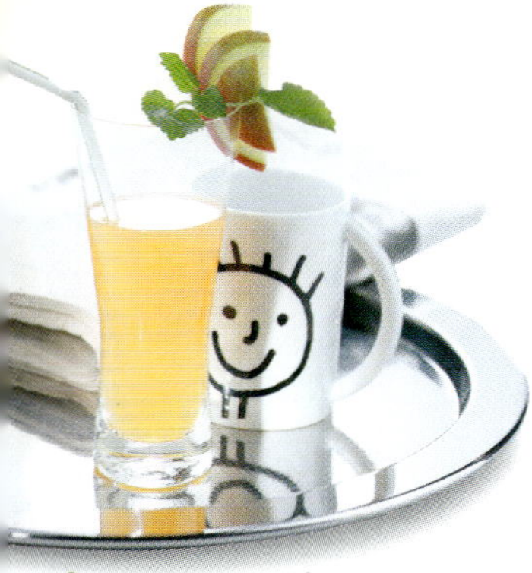

La segunda semana: Todavía perderá algunos kilos

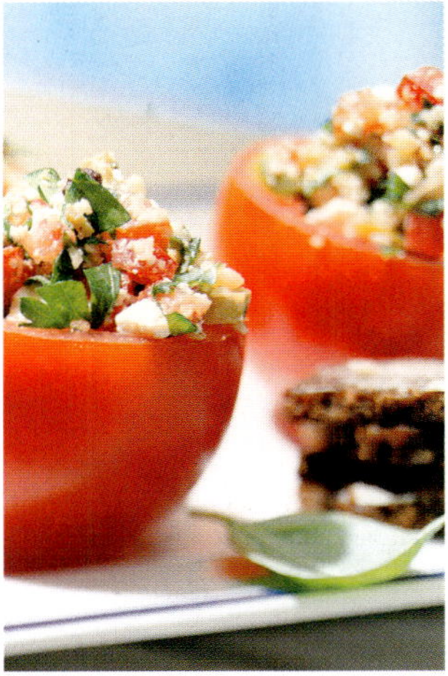

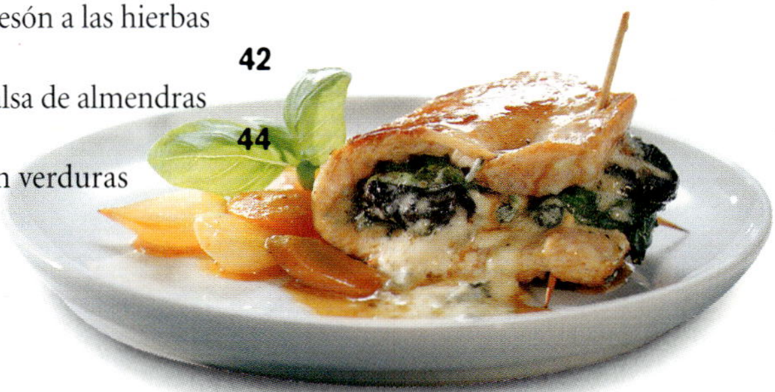

Esbelta y delgada

con el vinagre de manzana

No hay nada contra lo que no pueda el vinagre de manzana...

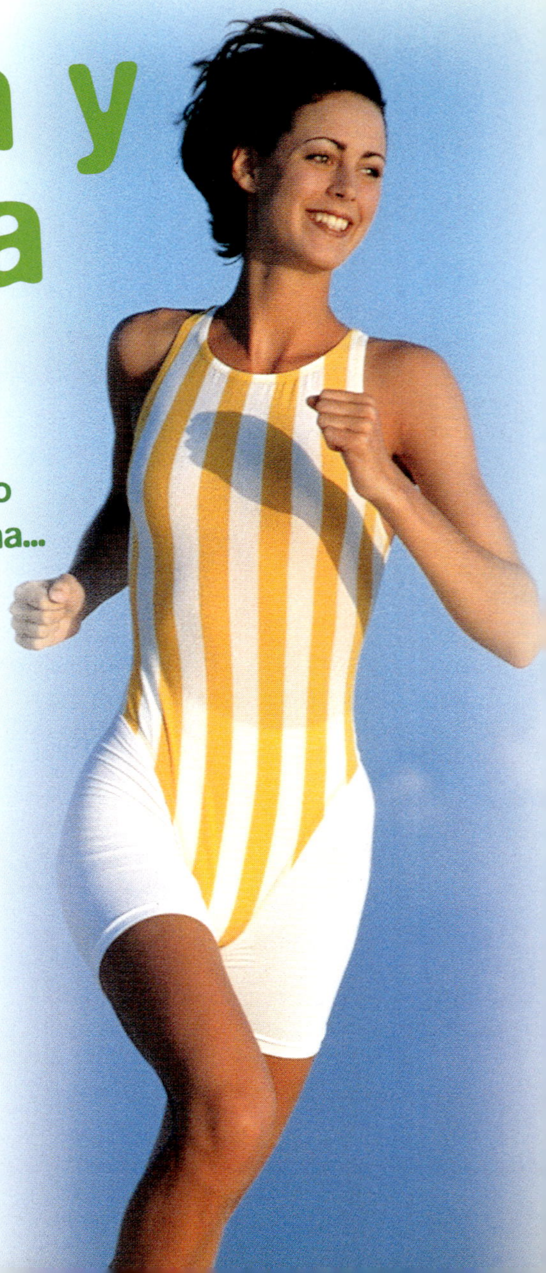

Elaborado de la mejor forma con las mejores manzanas, el vinagre de manzana ofrece todas las sustancias nutritivas del producto de partida. Éstas hacen del vinagre una ayuda única para todos aquéllos que quieran meter en cintura de forma natural su belleza interior y exterior. Pero el vinagre de manzana puede hacer todavía más...

«Método universal»

Natural desde siempre

El vinagre fue descubierto casualmente hace varios siglos cuando en una tinaja un zumo de frutas olvidado se volvió amargo. Poco a poco, mediante sencillos ensayos se logró el vinagre tal como es hoy en día.

Para la cocina, salud, belleza y limpieza

En la casa se utiliza el vinagre como producto de limpieza y desinfección. También fuera de la cocina es algo inconcebible. El vinagre se usó para condimentar la mayoría de platos y como conservante de numerosos alimentos. El cuerpo reaccionó ante el frecuente abastecimiento: las fuerzas de defensa se fortalecieron, los males corporales se curaron y la piel consiguió una apariencia rosada. La gente del pueblo confió en la fuerza curativa del vinagre. Este conocimiento se fue transmitiendo de generación en generación. Con el tiempo, la escuela de medicina reconoció la fuerza curativa del vinagre.

Redescubrimiento de la fuerza del vinagre de manzana

Hoy en día, la gente se preocupa cada vez más por una forma de vida más sana. Por eso ha aumentado el interés por remedios naturales. El vinagre de manzana tiene sus buenas razones para estar en primera posición. En él se constató que además de tener efecto curativo también tiene un efecto estimulador del metabolismo, el cual ha sido comprobado científicamente.

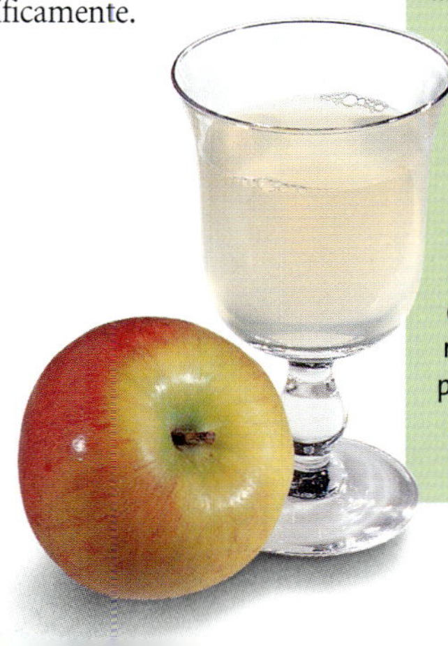

atención:

LO IMPORTANTE, LA CALIDAD

No todos los vinagres de manzana son iguales. Sólo el vinagre de primera calidad tiene los efectos que aquí se han descrito.

- Compre vinagre de manzana sólo en tiendas de alimentos naturales o en el departamento de dietética de un supermercado. Las variedades de vinagre que encuentre en estas tiendas son un poco más caras, pero, eso sí, de primera calidad. En unos se certifica el tratamiento biológico y dinámico de la manzana. En otros, la elaboración biológica garantiza que el vinagre está libre de materias dañinas para la salud.
- Agite la botella, y póngala a contra luz. Si puedes reconocer partículas en suspensión, que surgen debido a la presión, entonces el vinagre de manzana contiene muchas vitaminas, minerales, oligoelementos y pectina de manzana, reductora del colesterol (pág. 7).

Arma secreta imbatible para adelgazar

El vinagre de manzana no es ningún método milagroso. Si se toma diaria y regularmente, éste actúa con sus poderosas propiedades de forma natural a la hora de adelgazar.

Los kilos de más sólo traen amarguras

El vinagre de manzana facilita el adelgazamiento.
Perderá esos kilos inútiles de forma rápida.

- El vinagre de manzana destruye las dañinas bacterias de la putrefacción en el intestino y de esta forma regenera la mucosa intestinal.
- Metabolismo, digestión y actividad intestinal son activados, de forma que grasas y toxinas pueden ser eliminadas con facilidad del metabolismo celular.
- El cuerpo se deshidrata y se pierde peso.

¿Qué más puede hacer por usted el vinagre de manzana?

- El vinagre además actúa como disolvente de la cal. Si lo toma con las comidas, éste se ocupará de eliminar los depósitos calcáreos de los vasos sanguíneos o de evitar que se puedan formar.
- Además, la pectina que contiene el vinagre de manzana elimina el colesterol, lo que hace que la sangre sea más líquida.
- Le regula el riego sanguíneo y así le puede evitar infartos de corazón o derrames cerebrales.
- Aumenta su capacidad de concentración y producción.
- Si abusa de alimentos acidificantes como el café, azúcar, harina blanca, carne, dulces o alcohol, lo único que hace es aumentar la cantidad de ácidos en su sangre, líquido tisular o celular. El nivel base de acidez corporal se desequilibra. El vinagre de manzana pone remedio: es cierto que sabe un poco ácido, lo que hace que el cuerpo reaccione alcalinamente; por eso los valores de PH en la sangre vuelven a alcanzar un nivel normal.
- Además, el vinagre de manzana fortifica el sistema inmunológico y lucha radicalmente contra cualquier desencadenante cancerígeno.

info:

ADELGAZAR, IMPOSIBLE HACERLO DE FORMA MÁS SANA...

- Como el vinagre de manzana activa el metabolismo, éste hace uso de una mayor cantidad de energía, los depósitos de grasa se eliminan; se adelgaza fácilmente.
- Además de sus efectos adelgazantes, el vinagre de manzana proporciona al cuerpo las materias necesarias para vivir, las cuales necesita para su actividad celular.

¡Adelgazar de forma fácil y sentirse bien!

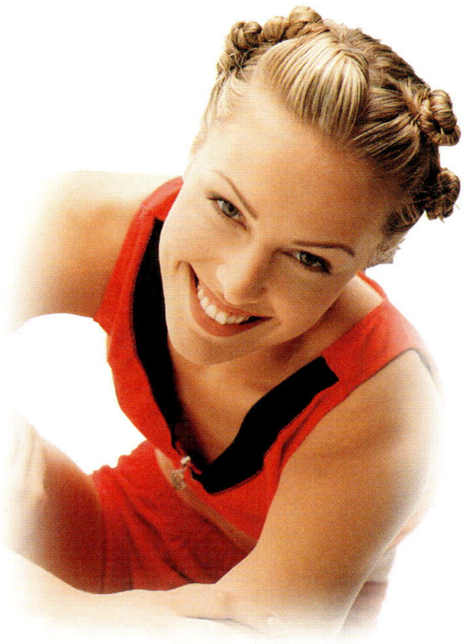

Con platos bajos en calorías, un poco de deporte, algo de paciencia y vinagre de manzana, usted conseguirá realizar sus sueños.

Importante: un programa rotativo. Si no vinagre con dieta...

Si lo que quiere es adelgazar, debe disponer del tiempo suficiente. Las dietas impuestas no suelen gustar y apenas aportan algo. Cierto que esos kilos de más se pierden rápidamente, pero igual se recuperan igual de rápido, si se continúa viviendo como anteriormente. Con una dieta en cuestión, practicada durante un largo período de tiempo, se adelgaza de forma lenta pero segura. Pero también es muy importante: dormir lo suficiente, la tranquilidad, mucho aire fresco y el movimiento.

¡Prospere!

Ni preguntar por un ejercicio de gran rendimiento. Gimnasia, largos paseos, montar en bici, bailar, nadar o sencillamente subir y bajar escaleras diariamente le mantendrá en forma y le ayudará a reducir peso.

Déjese llevar

Baños curativos, saunas con un masaje corporal le ayudan a relajarse. Trabaje un poco menos, tómese el tiempo que necesite para sí misma.

¿Qué cantidad de vinagre es el apropiado?

No hay prescrita una cantidad determinada. Hay constancia de que seis cucharadas de vinagre al día no sobrecargan. Pero no se debe tomar tanta cantidad.
Cuente con que muchos platos de nuestra dieta y bebidas para las mañanas contienen vinagre.

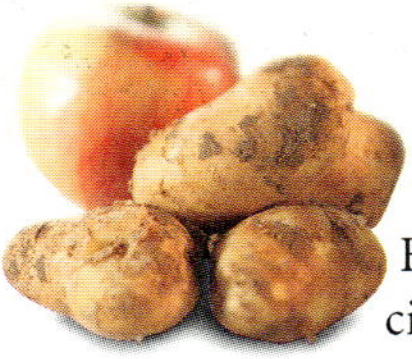

La dieta le volverá a poner en forma

Una dieta de 1.200 calorías, una bebida de vinagre cada mañana y deliciosos platos preparados con vinagre de manzana, conducen a que su cuerpo haga uso de las reservas de grasa que posee. Ni que decir tiene que está totalmente prohibido el vasito de vino o cerveza durante la cena, las golosinas, dulces y el tabaco.

Cinco veces al día y con sabor

El día se compone de cinco comidas: desayuno, dos comidas entre horas (mañana y tarde), comida y cena. Las mismas comidas contienen la misma cantidad de calorías, de modo que puede intercambiarlas a su gusto a lo largo del día o durante la semana.

Vale para todos

Cada receta está calculada para una persona. Si tiene familia en casa no es ningún problema, ya que lo que tiene que hacer es aumentar la cantidad en relación al número de personas. Como consecuencia, el tiempo de preparación será más largo.

En pareja es más fácil

Haga dieta con una amiga. ¡Estimúlense la una a la otra! Si la hacen juntas será mucho más fácil.

consejo:

Delgada y en forma con un par de ejercicios

- **Cintura fina:** Tumbada boca arriba y con los brazos extendidos a lo largo del cuerpo, espire y flexione la pierna derecha hasta acercar la rodilla al pecho. Mantenga la izquierda flexionada y apoyada en el suelo. Vuelva a la posición inicial mientras inspira. Tras unas cuantas repeticiones, cambie de pierna y realice lo mismo.
- **Glúteos firmes:** Acuéstese boca arriba con las rodillas flexionadas y los pies apoyados en el suelo. Extienda los brazos. Levante entonces sus caderas y muslos hacia el techo. Series de diez.
- **Vientre plano:** Tumbada en el suelo boca arriba con las piernas flexionadas y los brazos cruzados en la nuca, eleve el tronco hasta llegar a tocar las rodillas con el pecho. Volver con la espalda recta a la posición inicial.
- **Muslos fuertes:** De rodillas con las palmas de las manos en el suelo, lleve una pierna de un golpe tan atrás como le sea posible, manteniéndola siempre elevada. Cambie de pierna. Mientras realiza el ejercicio contraiga los glúteos.
- **Caderas bonitas:** De pie, con las piernas abiertas y un poco flexionadas. Coloque las manos en las rodillas y gire las caderas lentamente de derecha a izquierda formando círculos.
- **Pecho firme:** Una las palmas de las manos a la altura del pecho (en posición de rezo) y apriete una contra la otra durante unos segundos. Relájelas y empiece de nuevo. Realice cada ejercicio un mínimo de quince veces.

Práctico, práctico: Consejos para la dieta del día a día

¡Es muy fácil! A continuación un par de consejos muy útiles, que le facilitarán y ayudarán a integrar la dieta en su día a día.

Primer paso: La compra

- Para que no se le acumulen deseados restos en la nevera ni caiga en la tentación: ¡compre aquello que necesite de verdad! Si es posible, congele todo lo que tenía anteriormente en la nevera.
- Puede comprar las pequeñas cantidades de queso, carne y pescado en cualquier supermercado o tienda especializada.
- La fruta y verdura péselas en el supermercado. Si una lechuga es demasiado, puede comprar cogollos, los cuales van muy bien empaquetados.
- Las gambas y productos ahumados cómprelos mejor en la pescadería.
- En tiendas asiáticas, turcas o en departamento especializado del supermercado puede encontrar productos como: arroz aromático, polenta, leche de coco, pasta cristalina o lentejas rojas.
- En tiendas naturistas o en el departamento Bio del supermercado puede encontrar: pipas de calabaza, piñones, germen.
- Tenga siempre en la despensa: especias, hierbas, arroz y todo tipo de pastas ya que con ellas podrá hacer múltiples combinaciones sin sobrepasarse en las calorías.
- Compre aceites prensados en frío, ya que contienen más vitaminas que actúan contra la grasa y ácidos grasos no saturados. Además proporcionan un intensivo aroma.

Acopio de existencias

- Conserve el vinagre de manzana en sitio fresco (menos de 20 °C) y oscuro. De esta forma conservará todas sus vitaminas.
- Guarde en el congelador: alimentos que se estropean fácilmente, como la carne y pescado, los cuales quiere guardar largo tiempo, así como trozos de queso, pan, panecillos y masa de hojaldre.
- Alimentos delicados como las hierbas o lechuga guárdelos envueltos en papel de periódico o en un trapo húmedo en el departamento de verduras de la nevera.
- La carne envuelta en un trapo humedecido con vinagre de manzana puede aguantar de 2 a 3 días en la nevera.
- Cuide su piel: los restos de requesón desnatado, nata o créme fraîche son fantásticos para elaborar con ellos mascarillas faciales o baños.

¿Trabaja? ¡No hay problema!

- A menudo tiene que correr para preparar la comida o cena, pues sólo 30 min. son suficientes para prepararse la comida. El desayuno y las comidas entre horas son mucho más rápidas.
- Todos los platos de la comida son fáciles de preparar y óptimos para poderlos llevar al trabajo; tan sólo tiene que ponerlo en una fiambrera hermética y llevárselo.

Familia e invitados

- Una pizca de *créme fraîche* o nata en la verdura; freír la carne en un poco más de aceite, aumentar la cantidad de patatas, arroz o pasta; los platos serán más abundantes y ricos.

La primera semana: Conseguida su figura de ensueño

Con la dieta del vinagre de manzana, los michelines desaparecen

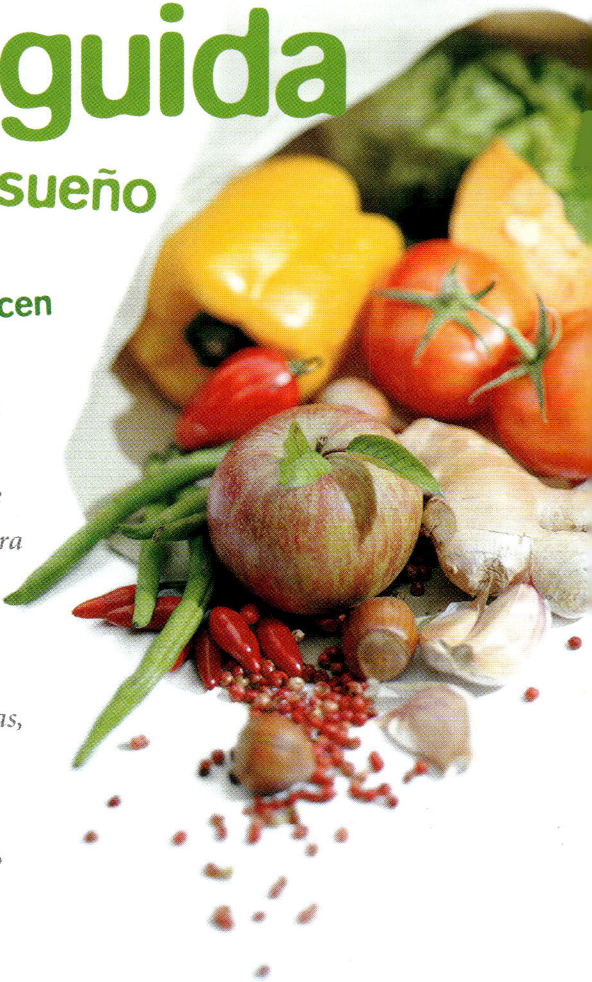

Los platos refinados –inspirados en toda la cocina mundial y agraciados con vinagre de manzana– además de deleitar sus ojos serán una delicia para su paladar. ¡Pero no sólo eso! Fruta fresca, verduras, así como hierbas y especias aromáticas, aportarán a su cuerpo todo lo que necesita: vitaminas, minerales, sustancias nutritivas. El secreto de que adelgace está en la cantidad de calorías y, naturalmente, en el vinagre de manzana. ¡Delgada y esbelta de forma fácil y natural!

Lista de la compra
para la primera semana

Importante: elija para el desayuno y comida entre horas (pág 12) y complete la correspondiente lista de la compra.

VERDURAS

1 berenjena muy pequeña
50 g brócoli
7 cebolletas
1 cebolla
1 patata grande para hervir
2 patatas medianas
150 g calabaza (sin cáscara)
2 zanahorias pequeñas
1 pequeño pimiento amarillo
1 pequeño pimiento verde
100 g judías
6 hojas de radicchio
10 hojas medianas de lechuga
1 pepino pequeño
10 chalotes
6 tomates pequeños
1 limón sin tratar
2 calabacines pequeños
50 g caña de azúcar

HIERBAS Y ESPECIAS

3 ramas de albahaca
1 caña de chili rojo
1 trocito de jengibre fresco
8 dientes de ajo
2 ramas de cilantro verde
1 cucharada de berro
1 hoja de laurel
4 ramas de orégano
3 ramas de perejil
1 rama de romero
1 rama de tomillo
1 pequeño manojo de cebollino

consejo:

NUNCA DEBE FALTARLE

Vinagre de manzana natural
Aceite balsámico
Aceite de oliva, prensado en frío
Aceite de girasol, prensado en frío
Zumo de naranja natural
Sherry (vino de Jerez)
Vino blanco
Leche (1,5% de grasa)
Mantequilla
Huevos
Caldo granulado de verdura
Migas de pan
Miel
Ketchup
Mostaza, medio picante
Pimienta cayena
Nuez moscada
Pimentón dulce en polvo
Pimienta (en molinillo) blanca o negra
Sal
Papel de aluminio extra fuerte

PRODUCTOS LÁCTEOS

20 g chedar
50 g queso de oveja
5 cucharadas de requesón magro
60 g parmesano en trozos
2 cucharadas de nata dulce

CARNE Y PESCADO

80 g filete de salmón
130 g filete de cordero magro
50 g filete pechuga de pava
3 gambas sin piel
4 langostinos sin piel
150 g filete de lenguado o rodaballo

PAN

1 panecillo pequeño
2 rebanadas de pan tostado integral
2 galletas integrales

EXCEPCIONALMENTE

30 g bulgur (trigo en grano precocinado)
1 cucharada cacahuetes tostados, salados
40 g de pasta
1 cucharada de avellanas
1 cucharada de pipas de calabaza
1 cucharada de piñones
60 g polenta (sémola de maíz)
70 g rigatoni (pequeños macarrones)
1 cucharada de pasa
60 g arroz risotto (arroz vialone o arroz arborio)
50 g masa de hojaldre (20 x 30 cm)

Aquí tiene donde elegir

Desayuno a la carta

El día puede empezar de la siguiente forma: con un desayuno energético y bajo en calorías –cada receta tiene sólo 200 Kcal–. Elija sus favoritos, combínelos a tu gusto y estudie las ideas para las próximas semanas (pág. 30).

Ciruelas con muesli

Tostar ligeramente una cucharada colmada de copos de avena integral y almendra en láminas sin añadir ningún tipo de grasas, hasta que la mezcla empiece a despedir aroma. Cortar 4 ciruelas pasas y añadir una cucharada de salvado de trigo. Mezclar con 80 ml de leche (1,5% de grasa).

Gachas de mijo con plátanos

Hervir 60 ml de agua, añadir una cucharada de mijo y dejarlo a fuego lento unos 15 minutos. Batir un yogur desnatado (150 g). Cortar en rodajas un plátano pequeño, añadirlo al mijo, calentar y repartirlo sobre el yogur. Echar por encima una cucharadita de miel.

Tortas de arroz con Harzer y germen

Untar dos tortas de arroz con mantequilla. Disponer al gusto sobre las tortas seis finas lonchas de queso Harzer, una cucharada de germen y una cucharadita de pipas de girasol.

Empiece el día con un vaso de vinagre de manzana. Para desayunar puede tomar té o café, pero nada de ¡leche, nata o azúcar!

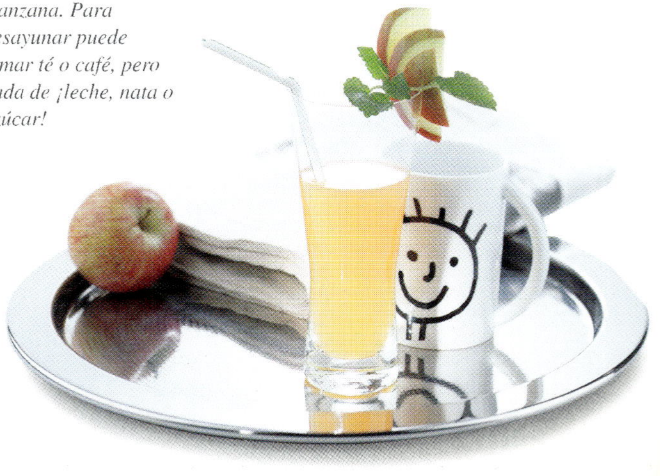

Pan negro de Westfalia con mermelada de frutas

Dividir en dos una buena rebanada de pan negro. Untar con dos cucharadas de requesón desnatado. Repartir sobre el requesón dos cucharaditas de mermelada de frutas al gusto.

Melón con jamón

Cortar en trozos y sin piel una pequeña rodaja de melón. Añada a éste 30 g de jamón serrano. Tostar una rebanada de pan integral y untarla con mantequilla.

Dos veces al día: snacks para saborear

Cada toma entre horas sólo puede tener 100 kcal. Elija diariamente dos opciones de las que le damos a continuación. Naturalmente que puede hacer uso de las propuestas para la segunda semana.

Delicatesse para picar

Picar un apio y un chalote y mezclar con tres cucharadas de requesón desnatado. Condimentar con sal y pimienta cayena. Comer el requesón utilizando el tronco de apio como tenedor.

Refresco de manzana y mango

Trocear muy bien un mango y triturarlo con 100 ml de zumo de manzana natural.

Zanahorias y régimen crudo

Rayar un manzana pequeña y un zanahoria, mezclar. Aderezar con una cucharadita de vinagre de manzana, una cucharadita de miel, sal y pimienta recién molida. Espolvorear una cucharadita de pipas tostadas de girasol.

Pan sueco con verdura tártara

Trocear un tomate. Picar un chalote y medio hinojo. Aderezar con una cucharadita de vinagre de manzana, sal y pimienta de cayena. Repartir la verdura tártara sobre una rebanada de pan sueco. Cortar en rodajas un huevo duro y ponerlo sobre el pan. Decorar con hojas de hinojo.

Madroños macerados

Mezclar 100 g de madroños frescos, una cucharada de vinagre de manzana y otra de miel. Dejarlos macerar durante una hora aproximadamente.

Fruta del tiempo

1 manzana (200 g) o
1 plátano (150 g) o
1 naranja (300 g) o
5 albaricoques (50 g cada uno) o
1 plátano (300 g)

atención:

BEBIDA DE VINAGRE DE MANZANA

Tomar cada mañana antes del desayuno:

Mezclar 200 ml de agua, 1-3 cucharadas de vinagre de manzana y 1-2 cucharaditas de miel. Beberlo poco a poco y dando pequeños sorbos.

- Su gusto decide qué cantidad de vinagre de manzana debe utilizar para la bebida y cuánto vinagre al día le hace bien (pág. 7).
- La miel no sólo endulza la bebida, sino que además proporciona vitamina del grupo B, vitamina C, numerosos minerales, así como aminoácidos vitales, los cuales no pueden formar el cuerpo por sí solo.
- ¿Por qué se debe tomar esta bebida por las mañanas? Porque de esta forma se llena el estómago al empezar el día y con ello se consigue reducir el apetito para la hora del desayuno. Además, el estómago, que aún está vacío, podrá absorber más fácilmente todos los nutrientes del vinagre y miel y trabajarlos.

Primer Día

Comida: Tarta de hojaldre rellena de verduras con salsa cruda

INGREDIENTES

50 g caña de azúcar
1/2 pimiento amarillo
50 g brécol
1/8 l caldo vegetal
2 cucharadas de requesón desnatado
2 cucharadas de vinagre de manzana
Sal y pimienta blanca recién molida
50 g masa de hojaldre (20 x 30 cm)
1 chalote
1 tomate
2 ramas de cilantro
1 cucharadita de aceite de oliva
Pimienta de cayena

1. Lavar la verdura. Cortar el final de las cañas de azúcar. Quitar el tallo y pepitas al pimiento, y cortarlo en trozos de unos 2 cm. Cortar el brécol en pequeños trozos.

2. Llevar el caldo a ebullición. Añadir las verduras y dejarlas hervir unos 5 min. Precalentar el horno a 220 ºC.

3. Batir el requesón, una cucharada de vinagre y una cucharada de caldo. Salpimentar. Retirar la verdura del caldo y mezclar con el requesón. Repartirlo sobre la masa y enrollarla. Colocar la masa sobre una bandeja engrasada previamente y hornear durante 10 min.

4. Para la salsa cruda: pelar y picar la chalote. Lavar los tomates, pelarlos, quitarles las pepitas y trocearlos. Arrancar las hojas de cilantro de la rama y picarlas. Mezclar todo con una cucharada de vinagre y otra de aceite de oliva. Condimentar con sal y pimienta de cayena. Servir la salsa con el hojaldre frío o caliente.

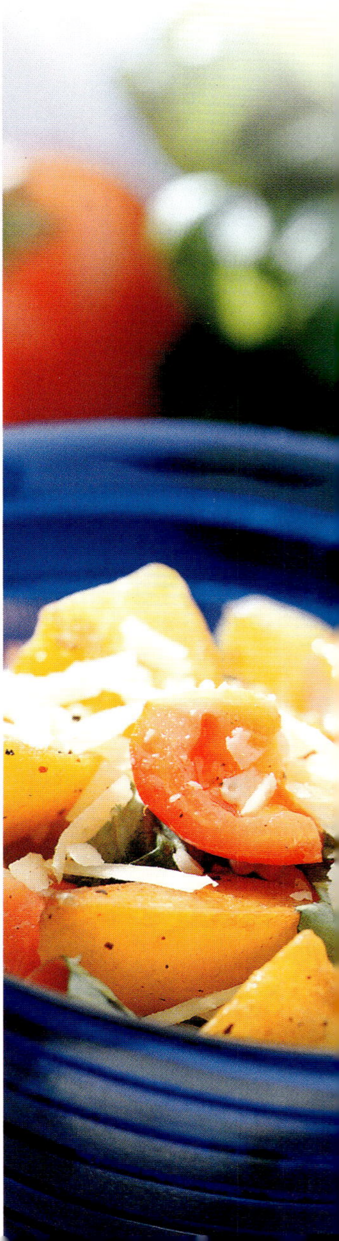

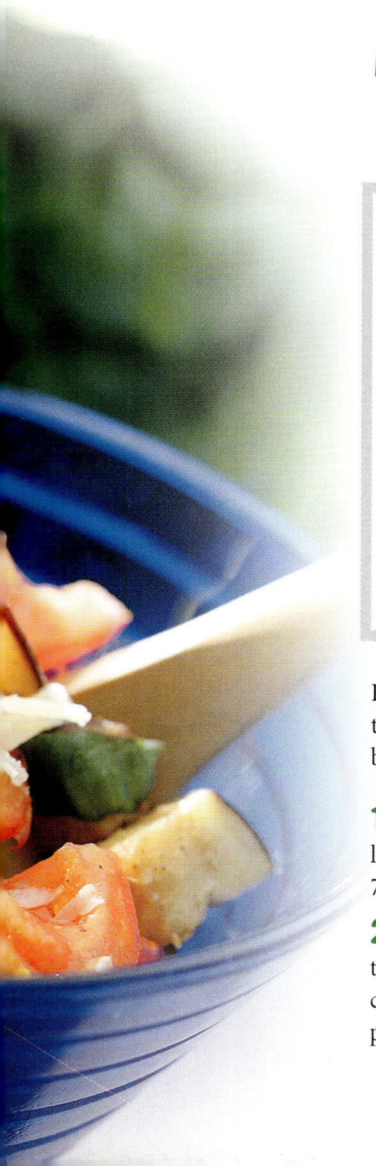

Cena: Ensalada mediterránea de patatas

INGREDIENTES

1 patata grande
1/2 berenjena pequeña
1 tomate pequeño
1 diente de ajo
2 chalotes
2 cucharadas de aceite de oliva
2 cucharadas de vinagre de manzana
2 cucharadas de vinagre
Sal y pimienta negra recién molida
1 rama de albahaca
20 g de queso parmesano al corte

Ensalada mediterránea de patatas; adelgace con el incomparable placer del Sur.

1. Pelar las patatas y trocearlas (2 cm). Hervirlas unos 7 minutos en agua con sal.

2. Lavar la berenjena y el tomate, quitarles el tallo y trocear. Pelar el ajo y los chalotes y picar.

3. Calentar en una sartén una cucharada de aceite de oliva, añadir la berenjena, retirar. Quitar el agua a las patatas. Calentar una cucharada de aceite, añadir las patatas y dorar.

4. Añadir ajo y chalote, sofreír un poco con las patatas. Mezclar la berenjena y tomates, añadir el vinagre. Salpimentar.

5. Añadir las hojas de albahaca y mezclar cuidadosamente con las patatas. Servir en una fuente y añadir a la ensalada el parmesano rayado.

consejo:

LIMPIAR BIEN LA FRUTA, VERDURA, ETC.

Para limpiar bien y eliminar de forma fácil todas las sustancias perjudiciales que se pueden encontrar en hierbas, verduras y frutas:

- Añadir una cucharada de vinagre de manzana al agua del enjuague.

Segundo Día

Comida: Gazpacho frío

INGREDIENTES

100 ml de caldo vegetal
2 cucharadas de vinagre de manzana
2 rebanadas de pan integral
1 tomate
1/2 pimiento amarillo
1/2 pepino para ensalada
1 diente de ajo
2 chalotes
2 cucharadas de aceite de oliva
Sal
Pimienta negra recién molida

1. Mezclar el caldo y el vinagre. Tostar 1 rebanada de pan integral, trocearla e impregnarla con el caldo con vinagre.

2. Lavar la verdura, blanquear el tomate, quitarles el tallo y las pepitas, y después trocearlos.

3. Limpiar el pimiento de pepitas. Pelar el pepino, cortarlo por la mitad a lo largo y con una cuchara quitarles las pepitas. Trocear el pimiento y pepino.

4. Mezclar la verdura troceada, retirar dos cucharadas colmadas. Triturar el resto de la verdura junto con el pan con vinagre.

5. Pelar el ajo y chalotes, y picarlos. Mezclar el gazpacho con aceite de oliva, salpimentar. Colocar el gazpacho en la nevera durante unas horas.

consejo:

FRESCO POR LA MAÑANA

- Mezcle vinagre de manzana con agua fría en la proporción 1:1; eche la mezcla en un pulverizador.

Cada mañana pulverícese la cara con la mezcla y déjela secar al aire; posteriormente ponga la crema que suele utilizar. Su piel se volverá más tensa y conseguirá una tez rosada.

6. Tostar la segunda rebanada de pan y trocearla; añadirla al gazpacho junto con las dos cucharadas de verdura apartadas anteriormente.

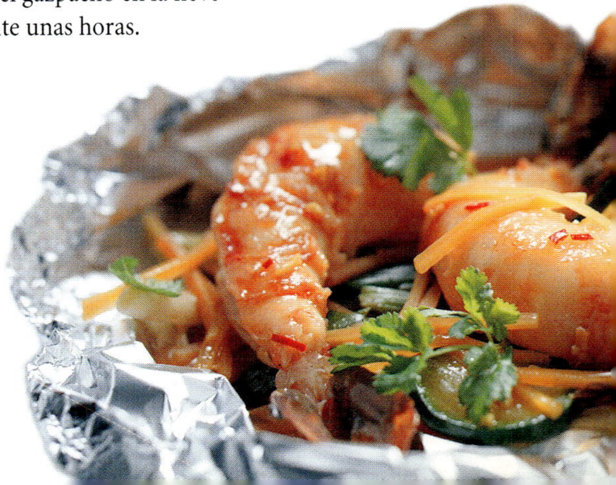

Cena: Gambas agridulces

INGREDIENTES

1 cebolleta
2 calabacines pequeños
1 zanahoria pequeña
1 pequeño trozo de jengibre fresco
1/2 caña de chile fresco
2 cucharadas de vinagre de manzana
2 cucharadas de miel
1 cucharada de jerez
2 cucharadas de ketchup
Sal
3 gambas grandes sin piel
2 ramas de cilantro

Además:
Papel de aluminio extrafuerte

1. Calentar el horno a 250 °C. Lavar la verdura. Limpiar la cebolla y trocearla (5 cm). Quitarle el tallo al calabacín y cortarlo en rodajas de unos 5 mm. Pelar la zanahoria y trocearla.

2. Pelar el jengibre, limpiar el chile. Picar muy bien el chile y jengibre.

3. Mezclar muy bien el jengibre, chile, vinagre de manzana, miel, ketchup y jerez. Añadir sal al escabeche.

4. Hacer un pequeño corte en el lomo a las gambas. Retirar con cuidado el fino intestino.

5. Mezclar muy bien la verdura, gambas y escabeche. Ponerlo todo sobre un trozo de papel de aluminio lo suficientemente grande.

6. Envolver la verdura y gambas con el papel. Hornear durante quince minutos.

7. Abrir el papel de aluminio, colocar el contenido en un plato. Aderezar el plato con las hojas de cilantro.

Variante

En caso de no tener chile, puede sustituirlo por peperoni. El cilantro se puede sustituir por perejil.

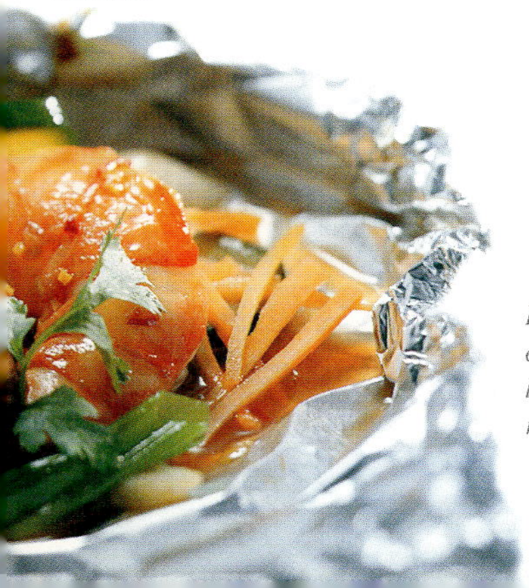

El jengibre fresco y el cilantro proporcionan a las gambas un exótico y riquísimo aroma.

atención:

MÁS SABOR

¿Ha probado alguna vez a tomar vinagre de manzana y dejártelo en la boca durante un tiempo? Las papilas gustativas de la lengua reaccionan de forma más sensible que a las especias.

Tercer Día

Comida: Ensalada de huevos y cebolletas

INGREDIENTES

4 cebolletas
2 cucharadas de vinagre de manzana
Sal y pimienta blanca recién molida
2 cucharadas de nata azucarada
2 huevos
1 cucharada de lepidio
1 cucharada de berro
1 cucharadita de mantequilla

1. Cortar la raíz de las cebolletas, lavar y cortarlas en tiras de unos 5 cm de largo.

2. Mezclar las tiras de cebolleta con el vinagre de manzana. Salpimentar, añadir la nata y mezclar. Cubrir la ensalada y dejarla macerar 15 minutos.

3. Mientras tanto cocer los huevos doce minutos a fuego rápido (añadir una cucharadita de vinagre de manzana al agua y no se romperán). Colocarlos inmediatamente en agua fría y dejarlos enfriar. Pelar los huevos y trocearlos o cortarlos en rodajas con el cortador de huevos.

4. Colocar con cuidado el huevo bajo las cebolletas. Servirlo en un plato y aderezarlo con lepidio.

consejo:

BAÑO DE NATA POR LA NOCHE

Lujo y cuidado todo en uno:

- Añada la nata sobrante con 200 ml de vinagre de manzana al agua de la bañera.

5. Untar el bizcocho con una fina capa de mantequilla y comerlo con la ensalada.

Un ligero sabor picante: cebolletas, huevos y nata.

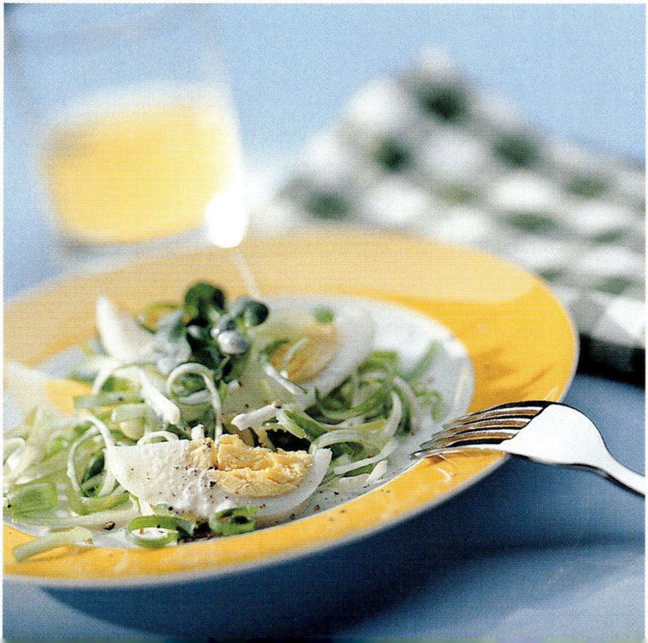

Cena: Filete de cordero con corteza

INGREDIENTES

2 cucharadas de aceite de oliva
1 cucharada de mostaza medio picante
2 cucharadas de vinagre de manzana
1 diente de ajo
Pimienta blanca recién molida
130 g filete de cordero magro
100 g judías
Sal
1 rama de albahaca, perejil y orégano
1 cucharada de migas de pan

1. Mezclar el aceite de oliva, mostaza y vinagre. Pelar el ajo, picarlo y añadirlo al escabeche. Condimentar al gusto con pimienta.

2. Introducir el filete en el escabeche y dejarlo reposar tapado 10 min. Calentar el horno a 250 ºC.

3. Mientras se la van las judías, quitarles el tallo. Poner a hervir un poco de agua con sal y dejar las judías de cinco a ocho minutos. Secarlas bien y ponerlas en una bandeja para el horno.

4. Retirar el filete del escabeche y dejar que escurra bien.

consejo:

NO SÓLO ADELGAZA...

... también si de vez en cuando sueña con chocolate o bocadillos de queso o embutido.

- Endúlcese las dos semanas de dieta con un picnic en pareja, con apacibles horas de té con viejos amigos. ¿Quizá no ha ido todavía a ver el último estreno de cine? Esto significa: intente pensar en otras cosas que no sea la comida..
- ¡Beba mucho! De esta forma puede apagar un poco las ganas de comer (pág. 31). Y: el que come despacio, antes se sacia.

Sin añadir aceite freír un poco la carne.

5. Picar las hojas de especias. Mezclar el escabeche con las especias picadas y las migas de pan; salar.

6. Colocar el filete encima de las judías. Repartir el escabeche sobre la carne y verdura. Llevarlo al horno y gratinar unos 5 minutos, hasta que la corteza adquiera un color tostado.

Observaciones

- Cuanto más tiempo esté la carne en el adobo más tierna estará: déjela toda la noche.
- En lugar de filete de cordero puede utilizar filete de ternera.
- Si es posible, compre las especias en maceta, ya que de esta forma puede disponer de ellas para la elaboración de otras recetas.

Cuarto Día

Comida: Pescado tártaro

INGREDIENTES

- 150 g lenguado o rodaballo fresco
- 1/2 pepino de ensalada
- 1/2 pimiento rojo
- 1 chalote
- 1 pequeño manojo de cebollinos
- 5 cucharadas de vinagre de manzana
- 1 cucharada de aceite de oliva
- Sal
- Pimienta recién molida
- Pimentón dulce en polvo
- 1 panecillo pequeño
- 4 hojas medianas de lechuga

1. Limpiar el pescado de espinas. Trocearlo.

2. Lavar las hortalizas. Pelar el pepino, cortarlo por la mitad a lo largo y con una cuchara quitarle las pepitas. Quitarle el tallo y pepitas al pimiento. Trocearlos.

3. Pelar el chalote y picarlo. Trocear los cebollinos. Mezclar el pescado con la verdura.

4. Añadir el vinagre de manzana y el aceite de oliva. Condimentar con sal, pimienta y pimentón.

consejo:

CONTRA EL OLOR A PESCADO

El vinagre de manzana elimina el olor:

- Antes de preparar el pescado, ajo o cebolla lávese las manos con un poco de vinagre de manzana.

Meta el pescado en el escabeche y déjelo reposar un mínimo de 10 min.

5. Abrir el panecillo por la mitad; colocar en una mitad las hojas de lechuga y encima el pescado. Aderezar con el pimentón. Cerrar el bocadillo.

Un manjar fácil de preparar: pescado tártaro.

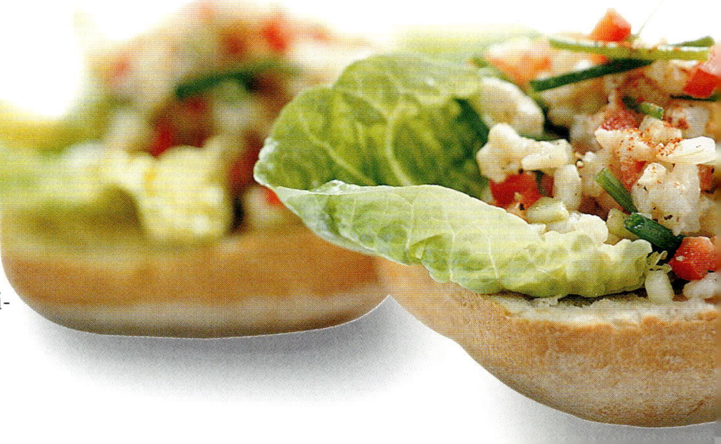

Cena: Rigatoni provençale

INGREDIENTES

1/2 berenjena pequeña
1/2 calabacín pequeño
1/2 pimiento rojo pequeño
1 tomate pequeño
1 chalote
Sal
1 cucharada de aceite de oliva
1 hoja de laurel
3 dientes de ajo
1 rama de tomillo y romero
50 ml caldo de verduras
70 g rigatoni
1 cucharada de vinagre de manzana
Pimienta recién molida
20 g parmesano al corte

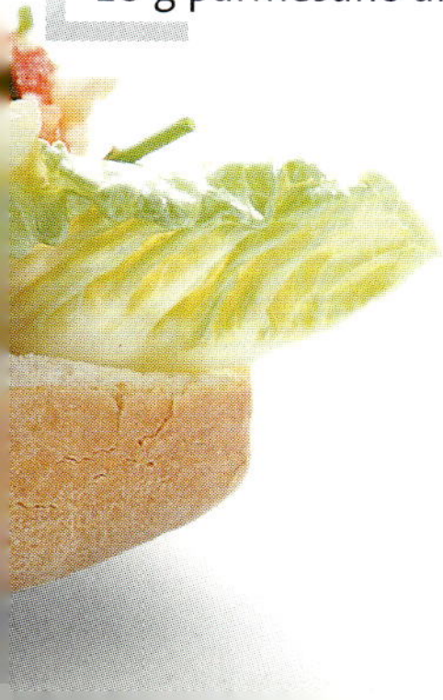

1. Lavar la verdura. Quitar el tallo a la berenjena y calabacín, al pimiento el tallo y las pepitas. Trocearlos junto con el tomate. Pelar el chalote y cortarlo en finas rodajas.

2. Hervir abundante agua con sal. Mientras calentar el aceite de oliva en una sartén, freír a fuego lento el pimiento y la berenjena.

3. Pasados 5 minutos añadir el resto de verdura, hoja de laurel, dientes de ajo sin pelar y ramas de romero y tomillo. Rociarlo con el caldo vegetal, y dejarlo a fuego lento durante 10 minutos.

4. Sacar la pasta del paquete y hervirla en el agua con sal hasta que esté al dente.

5. Retirar de la verdura el laurel, dientes de ajo y ramas de especias. Si se desea, pelar los ajos, picarlos y añadirlos a la verdura. Sal, pimienta y vinagre al gusto.

6. Escurrir la pasta y mezclarla inmediatamente con la verdura. Añadir el parmesano.

Variante

Si no encuentra rigatoni, puede utilizar cualquier otro tipo de pasta.

consejo:

Arcilla de vinagre de manzana

Es fantástico para el escote, espalda y hombros: el vinagre de manzana purifica y relaja la piel.

- Mezclar 5 cucharadas de aceite de oliva, 6 cucharadas de tierra medicinal (de venta en tiendas de productos dietéticos) y 2 a 3 cucharadas de vinagre de manzana.

Aplíquese la arcilla sobre la piel y déjela actuar unos 30 minutos. Posteriormente, masajee la zona formando círculos con un pequeño cepillo. Por último, retire la mezcla con abundante agua templada.

Quinto Día

Comida: Ensalada de pasta cristalina

INGREDIENTES

40 g pasta cristalina
50 g filete de pechuga de pavo
1 cucharada aceite de girasol
1/2 rama de chile rojo
2 cebolletas
1 cucharada cacahuetes tostados
4 langostinos cocidos, sin piel
3 cucharadas de vinagre de manzana
1 cucharada de caldo vegetal
1 cucharadita de miel
Sal
2 ramas de cilantro

1. Hervir la pasta unos diez minutos. Entre tanto trocear muy bien la pechuga. Calentar el aceite en una sartén y freír ligeramente la carne.

2. Retirar la pasta del agua y escurrirla. Trocear la pasta, añadirla a la carne y mezclar.

3. Limpiar bien el chile, picarlo. Lavar las cebolletas y cortarlas en rodajas de unos cinco minutos. Picar los cacahuetes. Añadirlo todo junto con los langostinos a la pasta.

4. Mezclar el caldo, vinagre, miel y sal, y añadirlo a la pasta. Arrancar las hojas de cilantro de la rama y añadirlo a la ensalada de pasta.

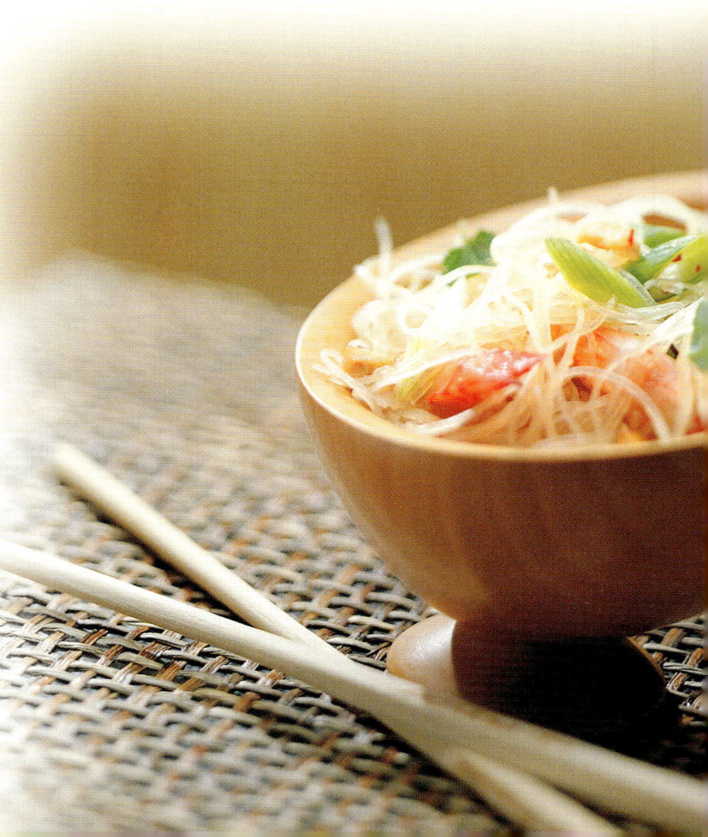

Variante

En lugar de cilantro se puede utilizar perejil. Da igual el tipo de pasta que emplee. La ensalada no perderá su típico sabor.

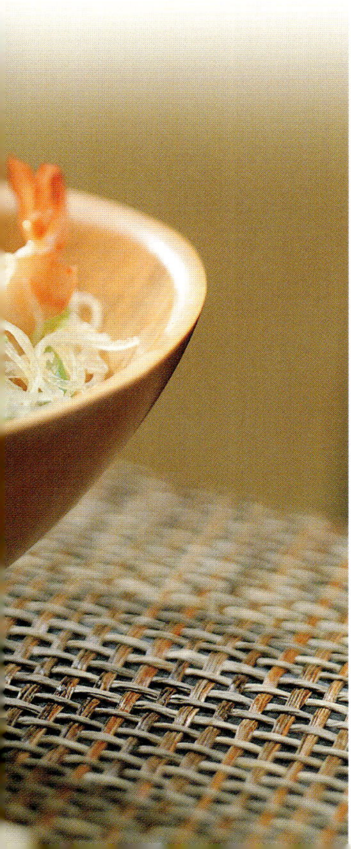

Cena: Patatas al horno con requesón y orégano

INGREDIENTES

2 patatas medianas
Sal
1/2 calabacín
1 cucharada de piñones
1 diente de ajo
1 tomate
1 cucharadita de aceite de oliva
Pimienta blanca recién molida
20 g queso chedar
2 ramas de orégano
3 cucharadas de requesón desnatado
2 cucharadas de leche (1,5 % de grasa)

1. Lavar la verdura. Hervir las patatas con piel en agua con sal de 15 a 20 minutos. Trocear el calabacín. Dorar los piñones en una sartén, pero sin aceite. Pelar el ajo y picarlo.

Una ensalada fuera de lo normal: la fina pasta da el punto, el pavo y langostinos lo refinan.

2. Blanquear el tomate, quitarle tallo y pepitas, y trocearlo. Mezclar los piñones, ajo, aceite y calabacín, calentar el horno a 220 ºC.

3. Pelar las patatas dejando un poco de patata, aproximadamente 1 cm en la piel.

4. Trocear las patatas y las pieles y añadir a las verduras. Salpimentar. Repartir el relleno sobre las patatas. Poner el relleno y patatas sobrantes en una bandeja de horno.

5. Cortar el chedar en rodajas y colocarlas encima de las patatas. Gratinar de 10 a 15 minutos.

6. Picar las hojas de orégano y mezclar junto con la leche y requesón. Salpimentar.

Sexto Día

Comida: Flores de calabaza sobre manta de lechugas

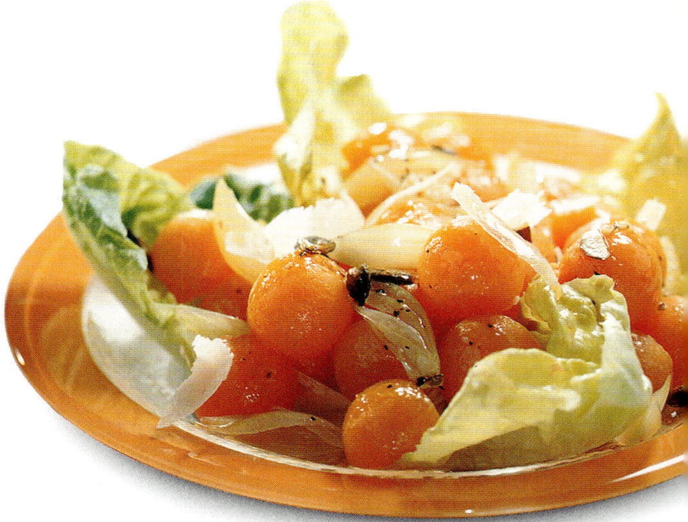

Crujiente lechuga y deliciosa calabaza forman una exitosa combinación.

INGREDIENTES

150 g calabaza
1 chalote
2 cucharadas de aceite de oliva
4 cucharadas de caldo vegetal
Sal
Pimienta blanca recién molida
Nuez moscada recién rayada
2 cucharadas de vinagre de manzana
1 cucharada de acetato balsámico
1 cucharada de zumo de manzana recién hecho
1 cucharadita de miel
6 hojas de lechuga medianas
1 cucharada de pipas de calabaza
20 g de parmesano al corte

1. Retirar la cáscara de la calabaza. Pelar el chalote y cortarlo en finas rodajas. Calentar una cucharada de aceite de oliva. Freír la calabaza y chalote.

2. Añadir el caldo y dejar la sartén a fuego lento de dos a tres minutos. Condimentar con sal, pimienta y nuez moscada.

3. Hacer una vinagreta con el vinagre de manzana, aceite balsámico, zumo de manzana, miel y una cucharada de aceite de oliva. Mezclar todo muy bien. Colocar la lechuga cortada en un plato.

4. Repartir la calabaza, fría o caliente, sobre la lechuga. Añadir la vinagreta.

5. Dorar las pipas de calabaza sin añadir aceite a la sartén, picarlas y espolvorearlas sobre la ensalada. Añadir el parmesano rayado.

Variante

- En lugar de calabaza se puede utilizar 200 g de zanahorias.

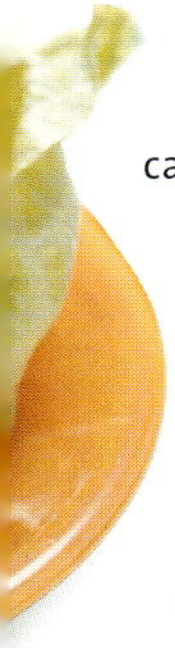

- En caso de no tener calabaza fresca, utilice calabaza de bote.
- Deliciosa variedad la ensalada radicchio: trocear la lechuga, mezclar la calabaza, vinagreta y pipas de calabaza, calentar ligeramente. Añadir el parmesano.

consejo:

PRIMERA CURA EN CASO DE QUEMADURA

El vinagre de manzana refresca, calma la piel y desinfecta.

- En caso de quemadura leve, enfriar la zona con agua y posteriormente aplicar un algodón empapado en vinagre de manzana. Poco a poco desaparecerá el dolor y no se formará ampolla.

En caso de quemadura grande o de tercer grado (herida abierta), sólo enfriar la zona con agua e ir inmediatamente al médico.

Cena: Salmón con risotto

INGREDIENTES

2 chalotes
1 cucharada de mantequilla
60 g arroz risotto (arroz vialone o arborio)
3 cucharadas de vino blanco
1/4 l caldo vegetal caliente
80 g filetes de salmón
1 cucharadita de vinagre de manzana
Sal
Pimienta blanca recién molida
1 limón
2 ramas de albahaca

1. Pelar los chalotes y picarlos. Derretir la mantequilla en una olla, añadir los chalotes y dejar dorar. Añadir el arroz, removerlo hasta que esté dorado.

2. Añadir el vino blanco y dejarlo hervir sin tapar la olla. Añadir caldo hasta cubrir totalmente el arroz.

3. Tapar la olla y dejarla a fuego lento unos 20 minutos. Aunque el risotto suele ser cremoso, los granos de arroz quedan duros.

4. Mientras limpiar el filete de salmón y trocearlo. Lavar el limón, cortar una rodaja de unos 5 cm y trocearlo.

5. Poco antes de retirar el arroz del fuego, condimentarlo con sal, pimienta y vinagre de manzana. Colocar el pescado sobre el arroz y añadir los trocitos de limón. Cerrar la olla y retirarla del fugo.

6. Dejar reposar el arroz en la olla unos 2 minutos. Picar las hojas de albahaca. Mezclar con cuidado arroz y salmón, y espolvorear la albahaca.

Séptimo Día

Comida: Cebollas rellenas

INGREDIENTES

1 cebolla
Sal
30 g bulgur (trigo en grano precocinado)
100 ml caldo vegetal
1 cucharada de pasas
2 cucharadas de jerez
1 zanahoria pequeña
1 cucharada de avellanas
2 ramas de perejil
Pimienta negra recién molida
1 cucharada de vinagre
1 cucharadita de mantequilla

1. Pelar la cebolla y hervirla unos 15 min en agua con sal. Hervir el bulgur en 60 ml de caldo vegetal, retirar del fuego y dejar reposar 10 min.

2. Calentar el horno a 200 ºC. Cubrir las pasas con el jerez y dejar macerar 5 minutos. Pelar las zanahorias y trocearlas. Picar las avellanas y hojas de perejil.

3. Quitar una capa a la cebolla. Vaciarla dejando 1 cm hasta llegar a la última capa. Trocear la cebolla.

4. Mezclar el bulgur, pasas, zanahoria, avellanas y perejil con la cebolla picada. Salpimentar y añadir el vinagre de manzana. Rellenar la cebolla con la mezcla.

5. Engrasar un molde, echar la mezcla sobrante. Colocar encima la cebolla rellena y rociar con el caldo sobrante. Poner una capa de mantequilla sobre el relleno. Hornear 10 minutos. Servir en plato.

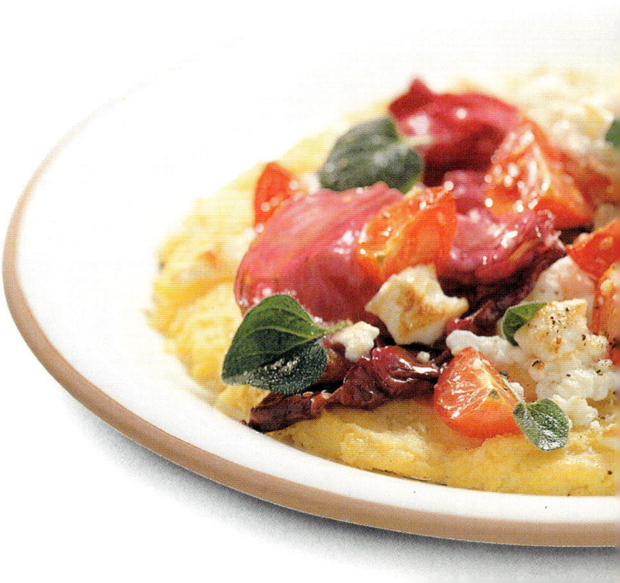

Cena:
Pizza polenta al estilo griego

INGREDIENTES

- Sal
- 60 g polenta (sémola de maíz molido)
- 50 g queso feta (queso de oveja)
- 1 rama de orégano
- 1 tomate pequeño
- Pimienta negra recién molida
- 1 diente de ajo
- 1 cucharada de aceite de oliva
- 6 hojas de radicchio

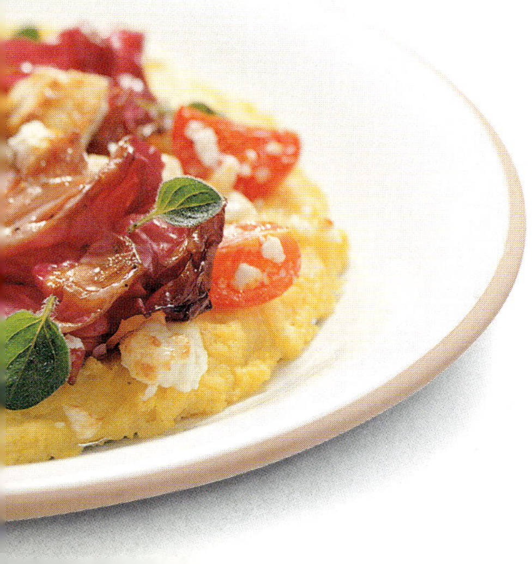

1. Hervir en una olla 200 ml de agua con una pizca de sal. Añadir la sémola de maíz y dejarlo 5 minutos al fuego sin dejar de remover.

2. Cerrar la olla y dejarla 10 minutos a fuego lento hasta que se haga una papilla. No parar de remover. Encender el grill del horno.

3. Mientras desmenuzar el queso y arrancar las hojas de orégano de la rama. Trocear el tomate. Mezclar todo, salpimentar.

En la pizza polenta se unen la cocina griega e italiana.

atención:

EL VINAGRE NO DURA PARA SIEMPRE

El vinagre de manzana se puede guardar de dos a tres años, antes de que se estropee.

Una vez abierta la botella, sólo conservará sus vitaminas algunos meses.

4. Pelar el ajo y picarlo. Calentar el aceite de oliva, dorar el ajo. Desmenuzar el radicchio, voltear ligeramente las hojas en el aceite y ajo.

5. Con la masa de polenta hacer una base de 1 cm de grosor y colocarlo en una bandeja de horno. Repartir encima la mezcla de radicchio, queso y tomate. Gratinar unos 5 minutos.

Variante

En lugar de radicchio se pueden utilizar hojas frescas de espinaca.

La segunda semana: Todavía perderá algunos kilos

Ahora a por las últimas reservas...

Con las siguientes exquisiteces culinarias volverá al peso deseado. Su funcionamiento ya lo conoce de la semana pasada. Y una vez que haya probado las recetas de la segunda semana, su número de platos favoritos aumentará. ¡Fantástico! Ahora, después de la dieta, también puede comer algo sencillo y delicioso para conservar su nuevo peso y sentirse bien.

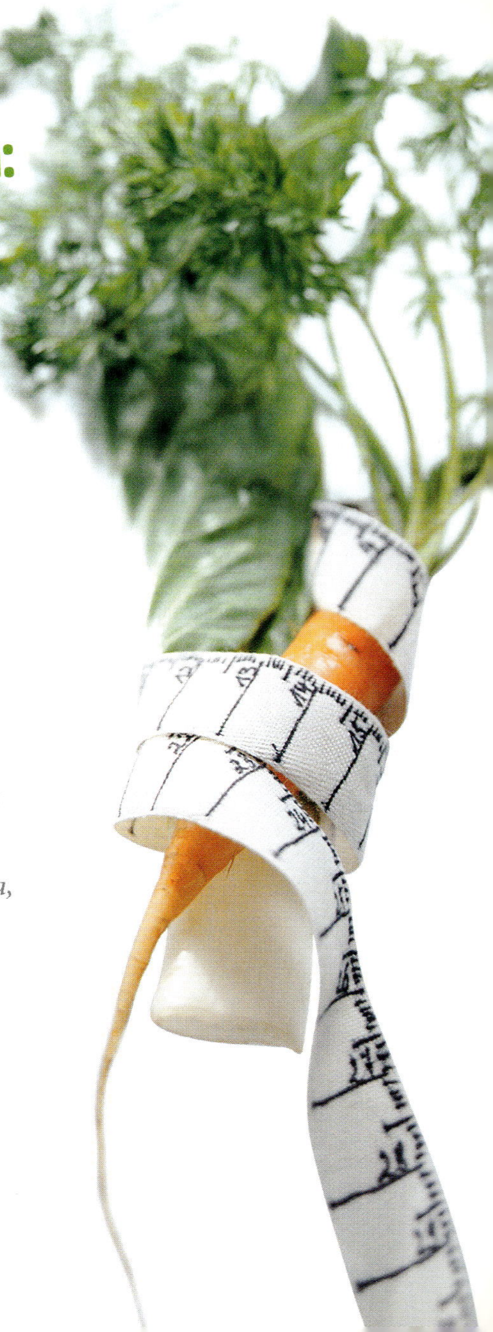

Lista de la compra
Segunda semana

Importante: elija el desayuno y la comida entre horas (pág. 30) y complete la correspondiente lista de la compra.

Fruta + Verdura
2 manzanas rojas pequeñas
1 pequeña berenjena
120 g hojas de espinacas
100 g brécol
4 cebolletas
8 frambuesas, zarzamoras o pequeños madroños
1 patata para cocinar
1 puerro mediano
1 mango pequeño
2 zanahorias grandes
1 pimiento amarillo pequeño
150 g mezcla de setas frescas (por ejemplo: champiñones, setas, robellones...)
100 g judías
1 puñado de rucola
2 hojas medianas de lechuga
14 chalotes
2 ramas pequeñas de apio
5 tomates pequeños
2 calabacines pequeños

consejo:

Siempre debe disponer de
Vinagre de manzana
Aceite de oliva
Aceite de girasol (para cocinar)
Zumo de manzana
Jerez
Leche (1,5 % de grasa)
Mantequilla
Huevos
Caldo vegetal granulado
Miel
Mostaza medio picante
Pimienta de cayena
Curry en polvo
Nuez moscada
Pimienta blanca y negra en grano para moler
Sal
Canela en polvo
Canela en rama
Pinchos de madera

Hierbas + Especias
12 ramas de albahaca
1 caña de chile rojo
4 dientes de ajo
9 ramas de perejil
1 cucharadita de pimienta roja en grano
1 puñado de lentejas
1 pequeño manojo de cebollinos
2 ramas de tomillo

Productos lácteos
1 loncha de queso caballo tordillo azul
50 g créme fraîche (20 % grasa)
100 g mozzarella
100 g ricola (30 % grasa)
1 pequeño queso redondo de cabra (60 % grasa)

Carne + Pescado
150 g filete de bacalao
1 escalope de ternera (150 g)
150 filete de pechuga de pava (1 cm de grosor)
2 lonchas finas de pechuga de pavo ahumado
2 filetes finos de salmón ahumado
1 lata de atún natural (150 g)

Pan
1 barrita pequeña
1 rebanada de pan negro aleman
2 rebanadas grandes (11 x 11 cm) de pan de centeno

Eventualmente
1 cucharada de crema de cacahuete
50 g arroz aromático
160 ml leche de coco (lata pequeña)
1 cucharada de almendras molidas
50 g almendras peladas
60 g de olivas negras y verdes sin hueso
60 g papardelle (tiras de pasta)
1 cucharada de pasas
50 g lentejas rojas (partidas por la mitad)
20 g tomate en conserva
3 ciruelas pasas

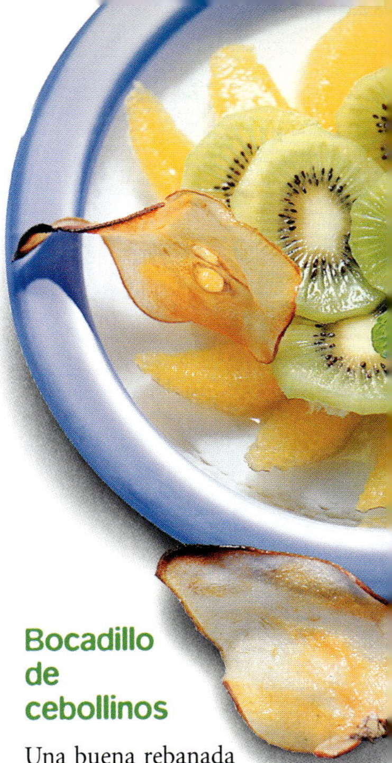

Delicia frutal para comer entre horas: ensalada de frutas o bocaditos de pera caramelizada.

Y ahora tiene que volver a elegir

Más ideas para el desayuno

En la segunda semana también vale: desayunar lo que le apetezca, pero sin pasar las 200 kcal por receta. Elija las ideas que quiera entre las proposiciones de la primera y segunda semana.

Bocadillo de jamón asalmonado

Dos rebanadas pequeñas de pan integral untadas con una fina capa de mantequilla. Completar el bocadillo con dos lonchas de jamón asalmonado y un kiwi en rodajas.

Manzana con copos de avena

Hervir 200 ml de agua con una pizca de sal. Machacar tres cucharadas colmadas de copos de avena integral en un mortero. Añadirle al agua la avena junto con la manzana troceada. Hervir y dejarla escurrir unos 10 minutos. Endulzar con una cucharadita de miel.

Pan sueco con queso fresco y zanahoria

Untar dos rebanadas de pan sueco con dos cucharadas de queso fresco (20% grasa). Pelar la zanahoria y rayarla. Repartirla sobre el pan untado. Espolvorear una cucharada de pipas de calabazas picadas. Condimentar con pimienta y decorar con cebollino.

consejo:

BEBIDA DE VINAGRE DE MANZANA

También durante la segunda semana antes del desayuno:
Mezclar 200 ml de agua con 1-3 cucharadas de vinagre de manzana y 1-2 cucharaditas de miel.
Beber despacio y dando pequeños tragos.

Bocadillo de cebollinos

Una buena rebanada de pan de payés untada con una fina capa de mantequilla. Cortar en finas rodajas un buen manojo de cebollinos y repartirlo sobre el pan. Salpimentar.

Polenta con bayas

Hervir 150 ml de agua con un poco de sal. Añadir 3 cucharadas de polenta (puches de maíz). Dejar hervir unos 10 minutos. sin dejar de remover. Añadir 80 g de pequeños madroños y mezclar. Dejar reposar unos 10 minutos. Servir en un plato y decorar con una cucharada de miel.

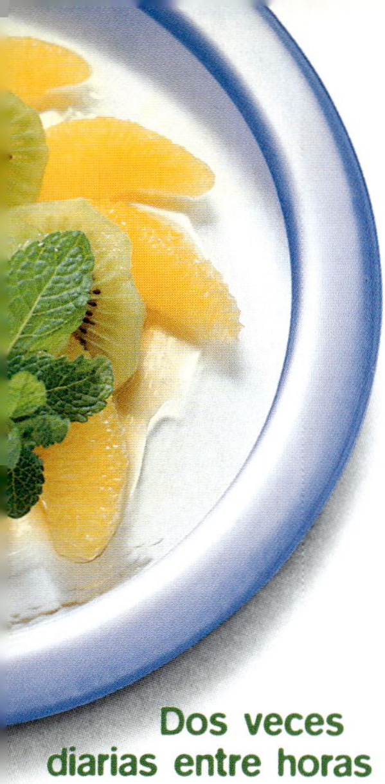

Dos veces diarias entre horas

Si no pasa de 100 kcal no es ningún pecado: también se ha pronosticado dos tomas diarias entre horas.

Ensalada de frutas

Trocear una pequeña naranja. Cortar a rodajas 1 kiwi. Disponerlas en forma de estrella en un plato. Mezclar una cucharadita de miel y una de vinagre de manzana. Decorar con hojas de menta.

Batido de plátano

Triturar un plátano pequeño con 100 ml de leche. Espolvorear cacao y decorarlo con menta.

Bocaditos de pera

Cortar en rodajas una pera mediana y disponerla en una bandeja de horno cubierta con papel para repostería. Espolvorear una cucharadita de azúcar en polvo. Hornear en el horno precalentado a 150 ºC hasta que el azúcar se caramelice y las peras estén doradas.

Cóctel de tomates y zanahorias

Mezclar 250 ml de zumo de tomate, 150 ml de zumo de zanahorias y una cucharadita de vinagre de manzana. Condimentar con una pizca de sal, un poquito de salsa de tabasco y pimienta negra recién molida.

Panecillo con salsa

Mezclar un tomate y un chalote troceados. Salpimentar. Repartir en dos panecillos integrales. Añadir unas gotitas de aceite.

Fruta del tiempo

1 pera (200 g) o
3 kiwis (60 g pieza) o
1 pomelo (300 g) o
180 g cerezas o
1 melón (600 g)

atención:

¡BEBER MUCHO!

Piensa en esto: después de cinco días de dieta, tu cuerpo recurre lentamente a sus reservas de grasas. Anteriormente has reducido peso debido especialmente a la pérdida de agua instalada en el tejido corporal. Al ingerir menos alimentos el cuerpo recibe menos cantidad de sal, la cual se mezcla con el agua. Como las reservas de grasa se colocan en primer plano, los productos que se encargan de desintegrar las grasas se deben expulsar por los riñones, por eso se necesita beber mucho líquido.

- Bebe de 2 a 3 l. diarios: ya sea agua, té de frutas o infusiones.

Primer Día

Comida: Tomates rellenos picantes

INGREDIENTES

30 g de olivas negras y verdes sin hueso
1 chalote
2 ramas de perejil
2 ramas de albahaca
2 cucharadas de mantequilla
1 cucharada de vinagre de manzana
1 cucharada de almendras molidas
3 tomates pequeños
30 g ricota (30 % grasa)
Sal
Pimienta negra recién molida
1 rodaja de pan negro de Westfalia

1. Trocear las olivas. Pelar la cebolla y picarla. Arrancar las hojas de las ramas de especias. Apartar tres hojas de albahaca y picar el resto.

2. Fundir cucharada y media de mantequilla en una sartén, añadir el chalote y dorar. Añadir las olivas y las hierbas machacadas, dorar ligeramente. Diluir el vinagre de manzana, añadir las almendras y dejar enfriar.

3. Cortar una rodaja de la parte superior de los tomates para proceder al relleno. Vaciar los tomates. Trocear las rodajas retiradas anteriormente.

4. Mezclar bien los tomates troceados y la mezcla de almen-

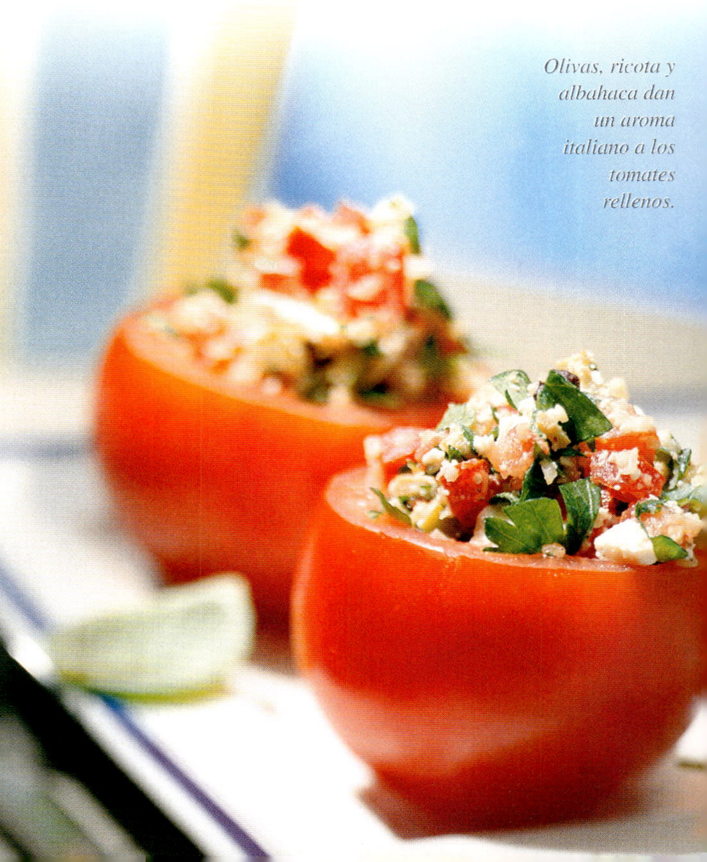

Olivas, ricota y albahaca dan un aroma italiano a los tomates rellenos.

dras y hierbas con la ricota. Salpimentar y rellenar los tomates.

5. Adornar los tomates rellenos con las hojas de albahaca. Untar el pan con media cucharada de mantequilla. Cortarlo y disponerlo al gusto.

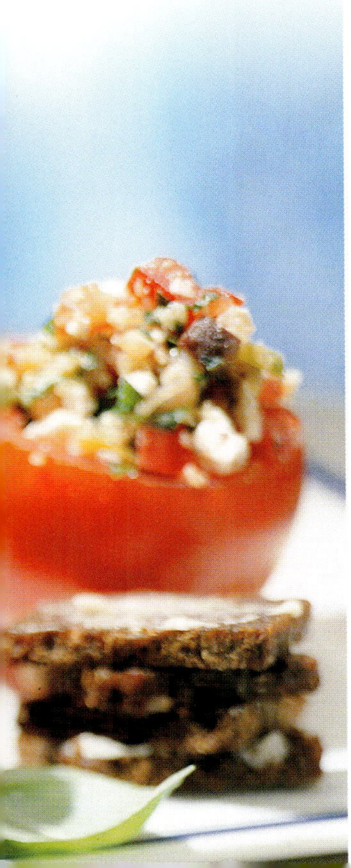

Cena: Setas gratinadas con cebolletas

INGREDIENTES

150 g setas frescas y variadas (pág. 29)
1 diente de ajo
1 chalote
1 rama de tomillo
4 cebolletas
2 cucharadas de mantequilla
Sal
Pimienta negra recién molida
1 yema de huevo
50 g ricota (30 % grasa)
2 cucharadas de leche (1,5.% grasa)
1 pequeño panecillo

1. Limpiar las setas y trocearlas. Pelar el ajo y un chalote y picar. Arrancar de la rama las hojas de tomillo.

2. Lavar las cebolletas, cortarlas en trozos de unos 5 cm. Calentar el horno a 200 ºC.

3. Derretir la mantequilla en una sartén, añadir el ajo y cebolla, y dorar. Añadir las setas y freírlas hasta que ya no suelten más agua. Añadir las cebolletas y dorar ligeramente.

4. Condimentar las setas con sal, pimienta y tomillo. Engrasar un molde para horno. Echar las setas en el molde.

5. Batir la yema de huevo, ricota y leche; salpimentar. Repartirlo sobre las setas de forma uniforme. Gratinar en el horno de 10 a 15 minutos. Tostar ligeramente el panecillo en el horno.

consejo:

LOCIÓN DE VINAGRE Y ACEITE

Un secreto para tener unas manos de seda:

- Mezcle aceite de oliva y vinagre de manzana en la misma proporción.

Si tienes las manos agrietadas y ásperas, únteselas con esta mezcla y obtendrá manos de seda.

Segundo Día

Comida: Ensalada verde con espuma de mostaza

INGREDIENTES

50 g judías
50 g brécol
1 calabacín pequeño
1 apio pequeño
Sal
50 g créme fraîche (20 % grasa)
1 cucharada de mostaza medio picante
1 cucharada de vinagre de manzana
1 cucharadita de miel
Pimienta blanca recién molida
1 chalote
20 g hojas de espinaca
2 lonchas finas de salmón ahumado (60 g)

1. Lavar la verdura. Cortar el final a las judías, partirlas por la mitad. Cortar el brécol en pequeñas «rosas». Quitarle el tallo al calabacín y cortarlo en rodajas muy finas.

2. Lavar el apio, quitarle las hebras y trocearlo (5 cm aprox.). Hervir agua con sal.

3. Primero hervir las judías en el agua durante unos tres minutos. Posteriormente añadir el brécol, calabacín y apio, y dejarlos hervir 7 minutos más.

4. Sacar la verdura del agua y dejarla escurrir bien en un colador.

5. Batir la *créme fraîche*, mostaza, vinagre de manzana y miel hasta que adquiera cuerpo. Salpimentar. Pelar el chalote y cortarlo en finas rodajas.

6. Lavar las hojas de espinaca, limpiar y colocarlas en un plato. Añadir la verdura cocida. Trocear el filete de salmón ahumado y colocarlo sobre la ensalada. Añadir los aros de chalote. Cubrir todo con la espuma de mostaza.

consejo:

SEGUIR ES FÁCIL...

Ahora ya ha perdido algunos quilos: la barriga está flácida, le es más fácil moverse. A propósito: mucho movimiento durante y también después de la dieta es importante, para alcanzar y mantener el peso ideal de una forma natural.

Variante

En lugar de espinacas se puede utilizar cualquier hoja de verdura.

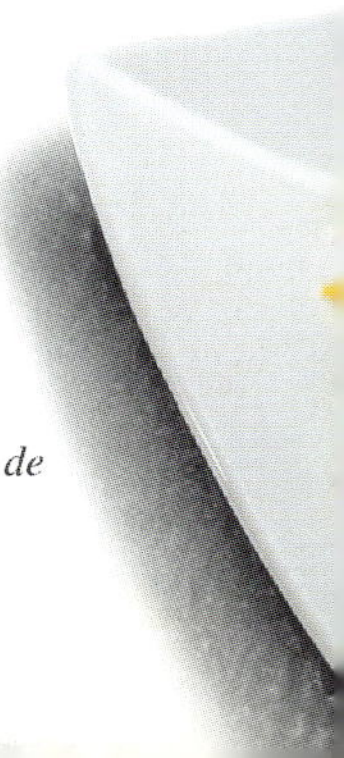

Delicioso y con un toque asiático: pequeño pincho de ternera en un lecho de mango.

Cena: Escalope de ternera con salsa de cacahuetes

INGREDIENTES

1 escalope de ternera (150 g)
1 diente de ajo
1 cucharada aceite de oliva
1 pizca de canela molida
3 cucharaditas de vinagre de manzana
2 cucharaditas de miel
1 pizca de pimienta de cayena
1 cucharada de crema de cacahuetes
60 ml leche de coco
2 pizcas de curry en polvo
Sal
1/2 mango
2 pinchos de madera

1. Poner los pinchos en agua fría. Cortar la carne en trozos de 1 cm de ancho y 7 u 8 de largo.

2. Pelar el ajo, machacarlo bien. Mezclar el aceite de oliva, canela, dos cucharaditas de vinagre, una cucharadita de miel y pimienta de cayena.

3. Pinchar la carne en forma de zigzag en los pinchos de madera y colocarlos un una superficie plana. Repartir el escabeche uniformemente sobre la carne, dejarlo macerar de 10 a 15 minutos.

4. Cocer la crema de cacahuete con la leche de coco en una olla hasta que quede cremosa y sin dejar de remover. Condimentar con curry, sal, una cucharadita de vinagre de manzana y una cucharadita de miel. Pelar el mango y trocear.

5. Retirar los pinchos del escabeche y limpiarlos para que no queden impurezas. Freír en una sartén durante 2 minutos cada una de las partes del pincho. Añadir a la sartén el escabeche y el mango, calentar ligeramente.

6. Disponer el mango en un plato, los pinchos encima. Cubrir con la salsa.

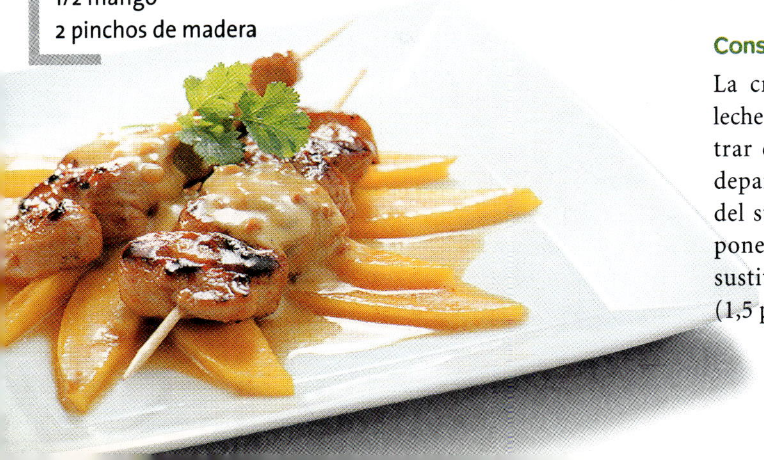

Consejo para la compra

La crema de cacahuete y la leche de coco las puede encontrar en tiendas asiáticas o el departamento especializado del supermercado. Si no dispone de leche de coco puede sustituirla por leche normal (1,5 por 100 grasa).

Tercer Día

Comida: Carpaccio de calabacín y manzana

INGREDIENTES

1 calabacín pequeño
1 manzana roja pequeña
1 quesito de cabra redondo y pequeño (60 % grasa)
2 cucharadas de vinagre de manzana
1 cucharada de zumo de manzana
2 cucharadas de aceite de oliva
1 cucharadita de miel
Sal
1/2 cucharadita de pimienta roja en grano

1. Lavar el calabacín, quitarle el tallo y cortar en rodajas. Lavar la manzana, partirla, quitarle las pepitas y, sin pelar, cortarla en rodajas. Colocar en un plato las rodajas de manzana y calabacín de forma alternativa.

2. Colocar el quesito entero en el centro del carpaccio o cortarlo a trozos o rodajas y repartirlo por encima del carpaccio.

3. Hacer una vinagreta con el vinagre de manzana, zumo de manzana, aceite de oliva y miel; añadir sal al gusto. Moler los granos de pimienta y añadir a la vinagreta. Rociar carpaccio y queso con la vinagreta.

Variante

- La vinagreta tendrá un sabor más suave si en lugar de utilizar aceite de oliva usa aceite de nuez.
- Si tiene tiempo de sobra, caliente un poco el queso por las dos caras en una sartén. Colóquelo después sobre el carpaccio.

Un carpaccio vegetal, que no se puede comparar con los demás.

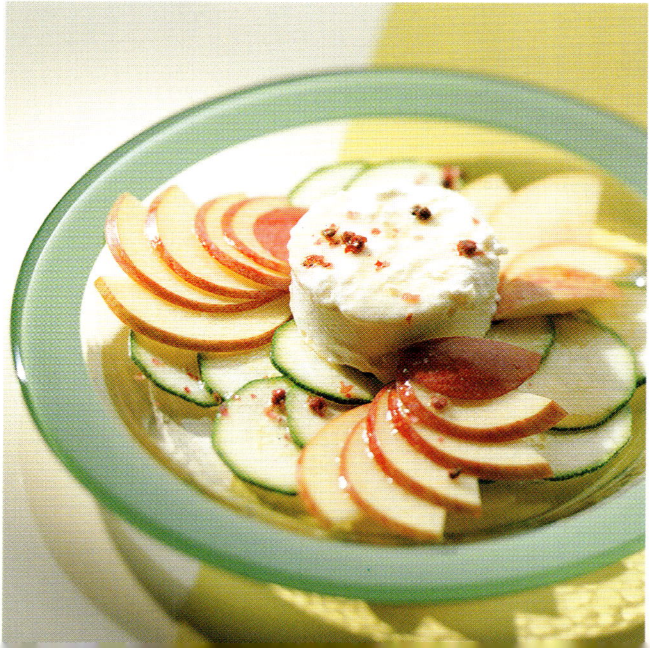

Cena: Filete de pescado agridulce sobre hojas de espinaca

INGREDIENTES

1 pequeña manzana roja
1 chalote
100 g hojas de espinaca
2 cucharadas de mantequilla
1/2 rama de canela
1 cucharada de pasas
3 cucharadas de vinagre de manzana
3 cucharadas de zumo de manzana
150 g filete de bacalao
Sal
Pimienta negra recién molida
Nuez moscada fresca

1. Lavar la manzana, cortarla, quitarle las pepitas y cortar en rodajas de unos 0,5 cm de grosor. Pelar el chalote y picarlo. Lavar las espinacas y secarlas bien.

2. Derretir la mantequilla en una sartén. Añadir el chalote y dorar. Añadir las rodajas de manzana. La rama de canela y pasas, y dorar. Añadir el vinagre y zumo de manzana y dejar que se consuman durante unos cinco minutos a fuego lento.

3. Mientras limpiar de espinas el pescado y trocearlo. Salpimentar.

4. Añadir las espinacas a la sartén, condimentar con la nuez moscada y poner al fuego. Añadir el pescado y removerlo con cuidado. Tapar y dejar a fuego lento de 3 a 5 min. Antes de servir, retirar la rama de canela.

Variante

- En lugar de espinacas frescas, también puede utilizar 100 g de las congeladas.
- Pruebe una vez la siguiente versión: disponer en un plato una mitad de la manzana untada con una cucharada de mantequilla. Colocar encima el chalote, la mitad de las espinacas y las pasas. Encima el filete de pescado y rociarlo con el zumo y vinagre de manzana. Condimentar con sal, pimienta, nuez moscada y canela molida. Colocar encima el resto de espinacas, pasas y rodajas de manzana. Añadir una cucharada de mantequilla. Hornearlo 15 minutos a 180 °C.

consejo:

TRATAMIENTO PARA LA PIEL

El vinagre de manzana con sus vitaminas y minerales regenera y estabiliza la piel:

- Mezclar una cucharada de vinagre de manzana con un vaso de agua y aplicarlo con una esponja o guante de masaje formando círculos. La hiperacidez de la piel se renueva, se vuelve rosada y tensa.
- Una efectiva mascarilla facial: mezclar 1 yema de huevo, 3 cucharadas de yogur cremoso, 1 cucharadita de miel y vinagre de manzana hasta que adquiera cuerpo. Masajear la cara con esta aplicación y dejarla actuar toda la noche.

Cuarto Día

Comida:
Ensalada de lentejas con pechuga de pava

INGREDIENTES

50 g lentejas rojas (peladas y cortadas por la mitad)
100 ml caldo vegetal
1 rama de tomillo
1 chalote
8 frambuesas, zarzamoras o madroños pequeños
1 puñado de rucola
1 puñado de germen de lenteja (u otro tipo de germen)
4 cucharadas de vinagre de manzana
1 cucharada de mostaza medio picante
2 cucharadas de aceite de oliva
Sal
Pimienta negra recién molida
2 lonchas finas de pechuga de pavo

1. Poner a hervir el caldo vegetal con las lentejas y la rama de tomillo a fuego lento durante 10 minutos.

2. Mientras pelar el chalote y cortarlo en finas tiras. Limpiar las bayas, lavar la rucola. Colocar las hojas de ensalada en un plato.

3. Añadir el chalote, germen y bayas a las lentejas; calentar brevemente. Batir el vinagre de manzana con la mostaza y aceite. Retirar la rama de tomillo.

4. Salpimentar las lentejas. Añadirlas a la ensalada, ya sea frías o calientes. Enrollar las lonchas de pechuga de pavo y disponerlas en la ensalada.

Variante

Si hace la dieta en una época del año en la que no haya bayas fresca, prepare la ensalada con media pera o manzana: pelar, limpiar de pepitas y trocear. Añadirla a las lentejas igual que las bayas y calentar brevemente.

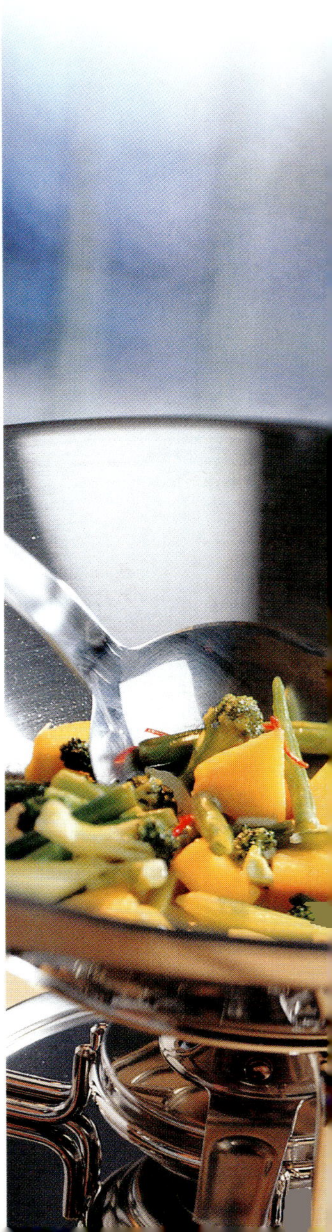

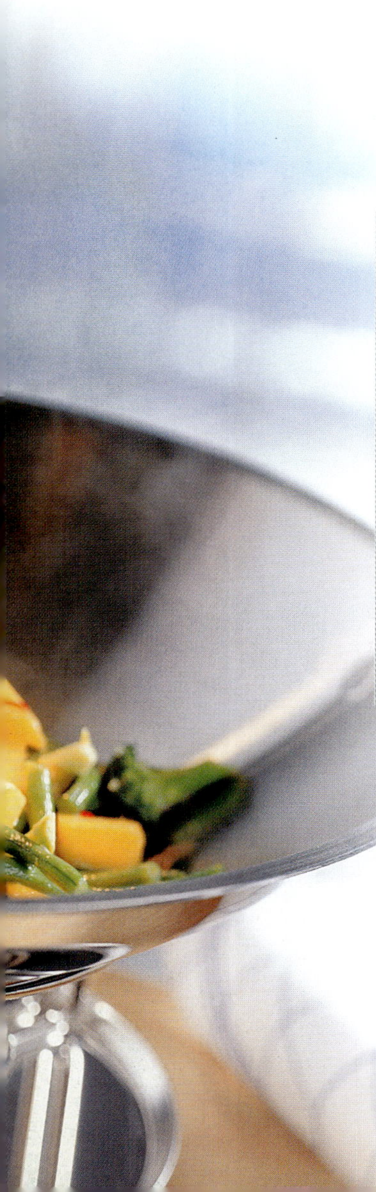

Cena: Ensalada de frutas a la cazuela

INGREDIENTES

50 g arroz aromático
50 g judías
50 g brécol
1 pequeña rama de apio
1/2 mango pequeño
1 caña de chile rojo
1 cucharada de aceite de girasol
1 diente de ajo
1 cucharada de vinagre de manzana
100 ml de leche de coco
1 cucharada de miel
Sal
1 rama de albahaca

1. Lavar el arroz y echarlo en una olla. Llenar la olla de agua hasta cubrirlo y sobrepasarlo 1 cm. Hervir a fuego lento y con la olla tapada durante 15 minuto.

Ramo de frutas y verduras a la cazuela con delicioso arroz aromático.

2. Lavar la verdura. Cortar el final de las judías y partirlas por la mitad. Cortar el brécol en pequeñas «rosas». Limpiar el apio y trocearlo (3 cm de largo). Pelar el mango, quitarle el hueso.

3. Limpiar el chile de pepitas y tallo, y picarlo. Calentar el aceite en una sartén o cazuela. Añadir el chile y dorar.

4. Añadir la verdura, dejarlo a fuego rápido de dos a tres minutos sin dejar de remover. Pelar el ajo, picarlo y añadirlo.

5. Mezclar el vinagre y la leche de coco y salar. Calentar 5 minuto sin parar de remover. Añadir el mango y calentar brevemente.

6. Coger las hojas de albahaca, picarlas y seguidamente añadirlas. Servir el arroz con la verdura.

Quinto Día

Comida: Sándwich de atún

INGREDIENTES

1 huevo
1 tomate pequeño
1 chalote
1 lata de atún natural (150 g)
2 cucharadas de vinagre de manzana
Sal
Pimienta negra recién molida
2 hojas de lechuga medianas
2 rebanadas medianas de pan de molde integral (11 x 11 cm)
Además: 1 pincho de madera

1. Cocer el huevo durante 12 minutos (pág. 18). Ponerlo en agua fría. Lavar el tomate y cortarlo en finas rodajas. Pelar el chalote y cortarlo en finos aros.

2. Escurrir el atún. Con la ayuda de un tenedor desmenuzarlo bien, añadir el vinagre de manzana y salpimentar.

3. Cortar las hojas de lechuga, descortezar las rebanadas de pan. Pelar el huevo y cortarlo en rodajas.

4. Colocar en una rebanada de pan el atún, lechuga, huevo, tomate y aros de chalote.

5. Superponer la otra rebanada, presionar bien y atravesarlo con el pincho de madera. Presentar el sándwich entero o partido en diagonal.

atención:

¿POR QUÉ SE CONSERVA EL VINAGRE?

El culpable es la acidez del vinagre (debe contener un mínimo del 5%), la cual dificulta el aumento de bacterias de la putrefacción o las elimina sencillamente. El vinagre de manzana contiene además tanino y otros ácidos que permiten su conservación.

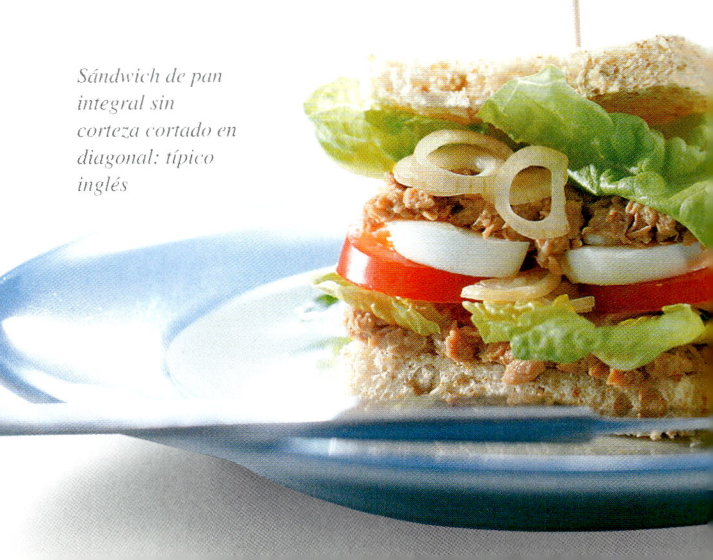

Sándwich de pan integral sin corteza cortado en diagonal: típico inglés

Cena: Rollitos de puerro con requesón a las hierbas

INGREDIENTES

Sal
1 puerro mediano
1 zanahoria grande
1 patata para cocinar
Pimienta blanca recién molida
2 ramas de albahaca
2 ramas de perejil
100 g requesón desnatado
1 cucharada de vinagre de manzana
1 cucharada de mantequilla
Además: 4 pinchos de madera

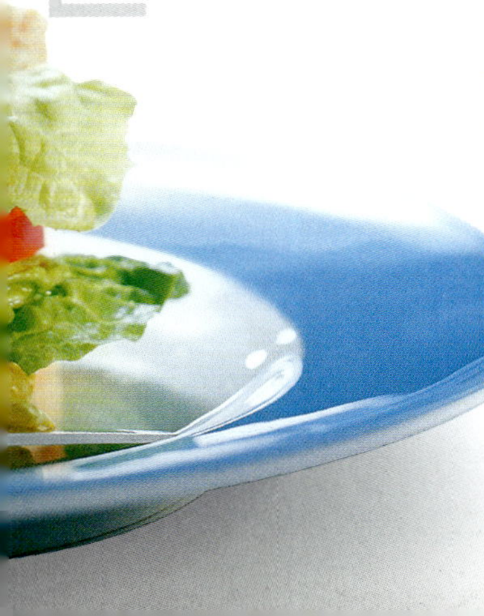

1. Hervir agua con sal. Cortar la raíz y la parte superior del puerro.

2. Cortar a lo largo hasta la mitad del tallo, quitar las hojas. Una vez preparado, lavar bien. Blanquear en el agua con sal cuatro hojas que estén bien. Enfriar.

3. Pelar la zanahoria, rallarla, pelar la patata y cortarla en finas rodajas. Cocer ambas a fuego lento en el agua con sal y enfriar.

4. Disponer las hojas de puerro blanqueadas y cubrirlas con la zanahoria rallada y rodajas de patata. Salpimentar. Enrollar las hojas partiendo del lado más estrecho y clavar el pincho de madera.

5. Echar en una sartén 1/8 del agua con sal. Añadir los rollos de puerro, tapar y dejar a fuego lento de 10 a 15 minutos.

6. Limpiar las hojas de hierbas y picar con el resto de puerro. Mezclar el puerro, hierbas, requesón y vinagre. Salpimentar el requesón.

7. Poco antes de servir añadir la cucharada de mantequilla y dejar que se derrita.

consejo:

EL VINAGRE FORTALECE

- Si suele reaccionar a los cambios de tiempo y a menudo tiene la gripe, tome durante un tiempo vinagre y verá cómo le refuerza.
- Si tiene insomnio, el vinagre le puede ayudar: el vinagre con miel tiene un efecto tranquilizador. Prepárese una bebida caliente de vinagre de manzana y bébasela poco antes de ir a dormir. Déje preparado otro vaso, por si se levantase por la noche.

Sexto Día

Comida: Táler de berenjenas en adobo

INGREDIENTES

1 berenjena pequeña
Sal
50 g tomates en conserva
1 mozzarella (100 g)
3 ramas de albahaca
1 cucharada de vinagre de manzana
3 cucharadas de zumo de manzana
1 cucharada de aceite de oliva
Pimienta negra recién molida

1. Lavar las berenjenas y cortarlas en rodajas de unos 5 mm de grosor. Salar. Secar ligeramente los tomates, trocearlos. Cortar la mozzarella en finas rodajas. Arrancar las hojas de albahaca.

2. Secar las rodajas de berenjena con papel de cocina. Dorarlas por ambos lados con el fuego fuerte en una parrilla sin engrasar, retirar de la parrilla y dejar enfriar.

3. Cubrir la mitad de las rodajas de berenjena con la mozzarella, tomates y mitad de las hojas de albahaca. Superponer el resto de rodajas.

4. Calentar brevemente en una sartén el vinagre y zumo de manzana, y aceite de oliva. Salpimentar y retirar la sartén del fuego. Picar el resto de hojas de albahaca y mezclar con el adobo.

5. Colocar el táler de berenjenas en la sartén y calentar a fuego lento hasta que la mozzarella se derrita. Dejar macerar el táler en el adobo hasta que llegue a enfriarse totalmente.

consejo:

BELLEZA PARA EL CABELLO

- Proporcionará elasticidad, brillo y firmeza a su cabello: mezclar 200 ml de agua destilada muy caliente con una cucharada de vinagre de manzana y una cucharadita de miel. Introducir la mezcla en un pulverizador y aplicar sobre el cabello limpio y seco. Si lo utiliza regularmente, se ayudará a luchar contra las canas.
- Bueno para el cabello y cuero cabelludo: aplicar vinagre de manzana caliente, cubrir con una toalla y dejarlo actuar durante una hora. Lavar posteriormente con un champú suave.

Variante

El tomate en conserva lo puede encontrar en casi todos los supermercados.
Si no lo pudiese encontrar, puede utilizar en su lugar dos tomates frescos cortados en rodajas.

Cena: Tallarines con salsa de almendras

INGREDIENTES

1 diente de ajo
50 g almendras peladas
1 cucharada aceite de oliva
20 g ricota (30% grasa)
3 ramas de perejil
3 ramas de albahaca
Pimienta fresca recién molida
60 g tallarines

1. Hervir en una olla agua con bastante sal. Pelar el ajo y picarlo fino junto con las almendras. Mezclar ambos con el aceite de oliva y ricota.

2. Picar las hojas de perejil y albahaca. Mezclarlas bien con la masa de almendras. Salpimentar.

3. Sacar la pasta del paquete e introducirla en abundante agua hirviendo.

4. Mezclar la pasta de almendras y hierbas con tres o cinco cucharadas de agua de la pasta y remover hasta conseguir una pasta cremosa. Volver a salpimentar. Sacar la pasta de la olla y mezclar inmediatamente con la salsa.

Variante

El fino aroma de la ricota, queso italiano elaborado con clara de huevo y suero de leche, es difícil de sustituir. Si no lo puede conseguir, utilice en su lugar queso fresco. Pero éste no puede tener más de un 30 por 100 de grasa.

El sabor y aroma de las hierbas envuelven la pasta de forma delicada.

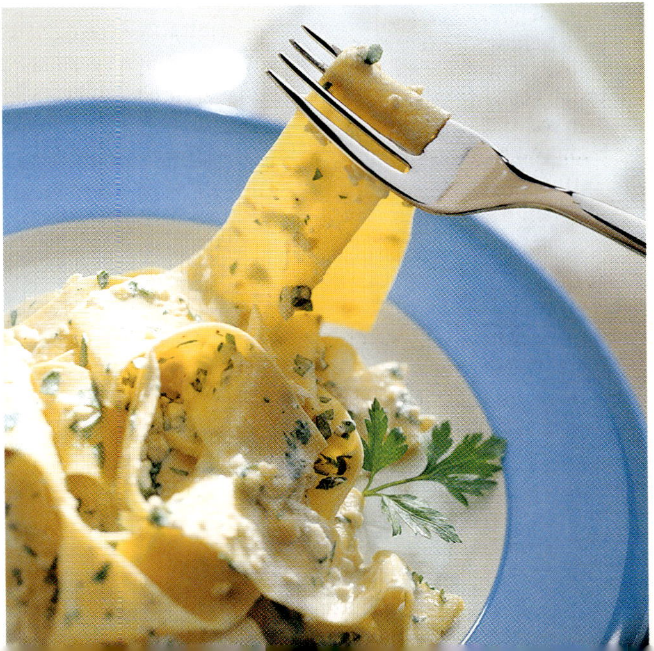

Séptimo Día

Comida: Tortilla española

INGREDIENTES

1 pimiento amarillo pequeño
1 tomate pequeño
30 g olivas verdes y negras sin hueso
2 chalotes
2 ramas de perejil
1 pequeño manojo de cebollinos
2 cucharadas aceite de oliva
1 huevo
3 cucharadas de leche (1,5% grasa)
Sal
Pimienta negra recién molida

1. Lavar la verdura. Limpiar el pimiento y trocearlo. Dividir el tomate en ocho partes. Las olivas partirlas por la mitad o trocearlas.

2. Pelar los chalotes y cortarlos en rodajas. Coger las hojas de perejil y picarlas. Cortar el apio en trozos de unos tres centímetros de largo.

3. Calentar el aceite de oliva en una sartén. Añadir los chalotes y dorar. Añadir el pimiento y olivas, y dorar.

4. Añadir los tomates y freír brevemente. Para finalizar, mezclar el apio y perejil.

5. Batir el huevo con la leche y salpimentar. Echar la mezcla sobre la verdura. Dejar que se cuaje la tortilla a fuego lento.

6. Retirar la tortilla de la sartén y servir caliente. Si se deja enfriar, cortar en tacos y servir como bocaditos.

Cena: Pechuga de pavo rellena con verduras

INGREDIENTES

150 g lonchas de pechuga de pavo (1 cm grosor)
Sal
Pimienta negra recién molida
3 ciruelas pasas
1 rama de albahaca
1 fina loncha de queso caballo tordillo azul
1 cucharada aceite de oliva
1 zanahoria grande
6 chalotes
2 cucharadas de jerez
2 cucharadas de vinagre de manzana
50 ml caldo vegetal
Además: 2 pinchos de madera

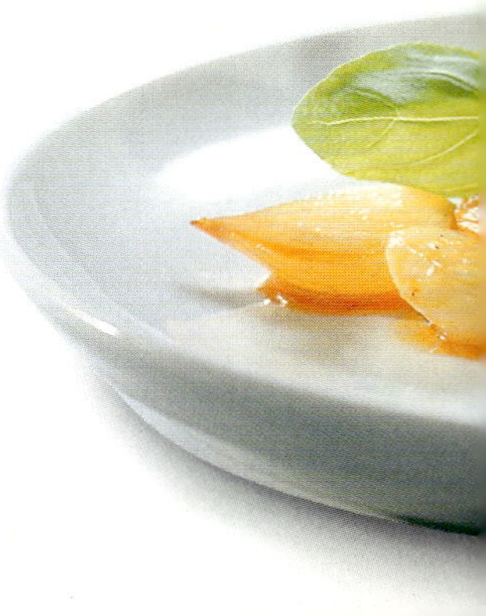

1. Salpimentar la pechuga por las dos caras. Trocear las ciruelas, picar las hojas de albahaca.

2. Poner en la mitad de las pechugas el queso, ciruelas y albahaca. Acabar el bocadillo con la otra mitad y atravesarlo con el pincho de palo.

3. Calentar el aceite de oliva y dorar las pechugas. Entre tanto pelar la zanahoria y cortarla en finas rodajas. Pelar los chalotes y trocearlos.

4. Añadir la verdura a la carne de la sartén, calentándolo todo brevemente. Rociar lo necesario con el jerez, vinagre de manzana y caldo vegetal. Dejarlo a fuego lento unos 10 minutos. Salpimentar.

Nota

Si los filetes son algo más gruesos, tendrá que dejarlos un poco más de tiempo al fuego.

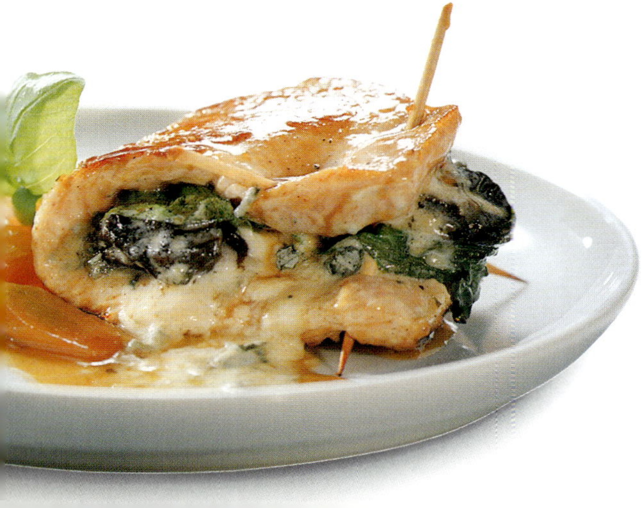

consejo:

¿Y CÓMO CONTINUARÁ AHORA?

La talla de pantalón y el espejo se lo explican claramente, ya ha perdido algún kilo. Su objetivo ahora es perder algunos kilos más o mantener el peso actual.

- Sigua comiendo cinco veces al día. Beber un vaso de vino de vez en cuando le tranquilizará. Sólo es importante: hacer comidas variadas, sanas y bajas en calorías. Conveniente: hacer esporádicamente 2 ó 3 días de dieta con las recetas que más le gusten de este libro.

- No se pese cada día. Es suficiente con un control semanal. Es natural que el peso varíe.

- Y ¡muévase! El quemar calorías le mantiene en forma y hace que se sienta bien.

Buscar, encontrar

Índice alfabético

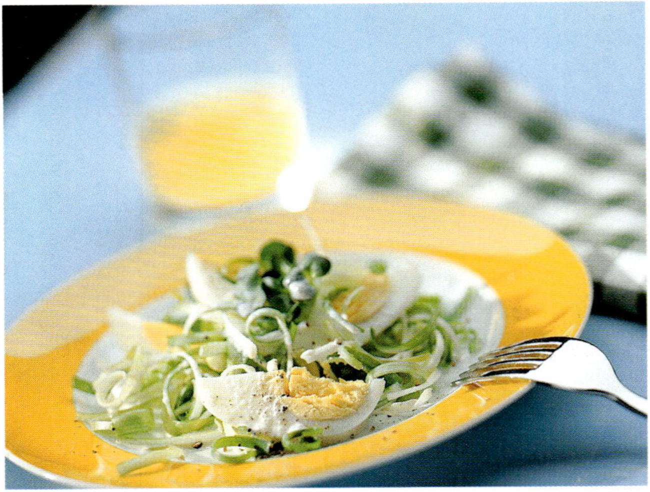

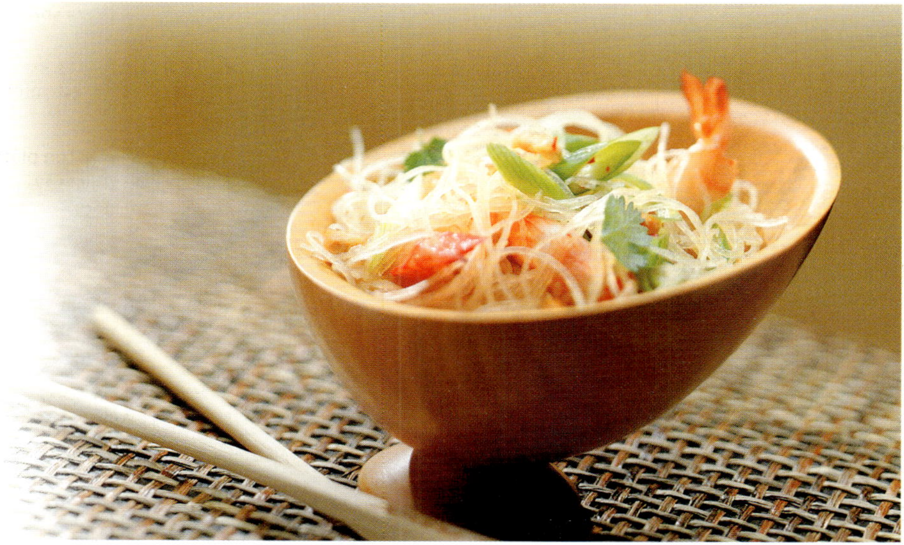

La autora

Cristina Kempe se ha interesado desde hace mucho tiempo por el tema Comida, el cúal es una de sus grandes pasiones. Después de estudiar nutrición y economía doméstica trabajó en numerosas editoriales, estudios fotográficos y en una agencia de comida. Hoy en día trabaja como escritora y redactora freelance así como estilista alimenticia en Munich. Ya ha editado varios libros sobre la alimentación y el sentirse bien

Información útil

Todos los trucos y consejos de este libro indagados cuidadosamente por H. Lützner (*"Rejuvenecido gracias al ayuno"*, editorial Gräfe y Unzer. Munich) y se han llevado a la práctica. Todos los lectores y lectoras están invitados, a decidir por sí mismos, si quieren y cómo cambiarán las propuestas de este libro. Autora y editorial no se hacen responsables de los resultados.

Fotografías

Fotos: Tom Roch
Estilismo: Christina Kempe

Otras Fotos:
Jahreszeiten Verlag/Esther Haase: Titelfoto;
TCL/Bavaria pág. 4;
Rainer Schmitz pág. 5;
Stockfood Eising pág. 8

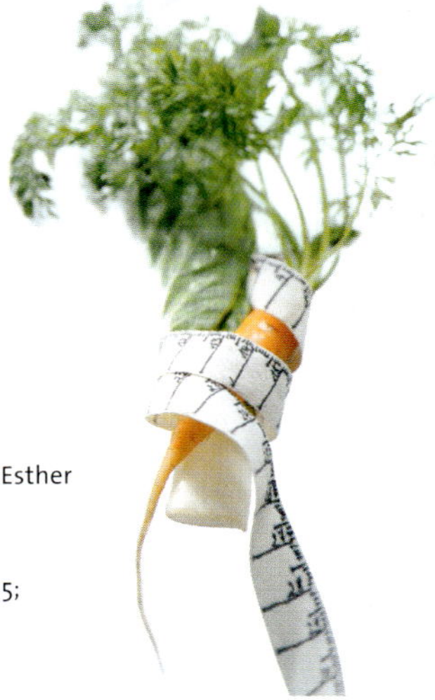

Créditos

Copyright © EDIMAT LIBROS, S. A.
C/ Primavera, 35
Polígono Industrial El Malvar
28500 Arganda del Rey
MADRID-ESPAÑA

Publicado originalmente con el título Super-Schlankmacher Apfelessig.
©2002 por Gräfe und Unzer Verlag GmbH, Munich
Derechos de propiedad intelectual de la traducción a español: 2002 © por Edimat Libros

Colección: Sentirse bien
Título: Superdelgada gracias al vinagre de manzana
Autor: Christina Kempe
Traducción realizada por: Traduccions Maremagnum MTM
Impreso por: COFÁS

ISBN: 84-9764-264-3
Depósito legal: M-46736-2002

IMPRESO EN ESPAÑA – PRINTED IN SPAIN